·执业医师资格考试通关系列·

中医执业医师资格考试通关要卷

（医学综合）

吴春虎　主　编

阿虎医考研究组　组织编写

全国百佳图书出版单位

中国中医药出版社

·北　京·

图书在版编目（CIP）数据

中医执业医师资格考试通关要卷/吴春虎主编．—北京：中国中医药出版社，2023.12
（执业医师资格考试通关系列）
ISBN 978 - 7 - 5132 - 8409 - 7

Ⅰ.①中… Ⅱ.①吴… Ⅲ.①中医师 - 资格考试 - 习题集 Ⅳ.①R2 - 44

中国国家版本馆 CIP 数据核字（2023）第 177520 号

中国中医药出版社出版

北京经济技术开发区科创十三街 31 号院二区 8 号楼
邮政编码 100176
传真 010 - 64405721
河北省武强县画业有限责任公司印刷
各地新华书店经销

开本 787 × 1092 1/16 印张 10.75 字数 310 千字
2023 年 12 月第 1 版 2023 年 12 月第 1 次印刷
书号 ISBN 978 - 7 - 5132 - 8409 - 7

定价 59.00 元
网址 www. cptcm. com

服 务 热 线 010 - 64405510

购 书 热 线 010 - 89535836

维 权 打 假 010 - 64405753

微信服务号 **zgzyycbs**
微商城网址 **https://kdt. im/LIdUGr**
官 方 微 博 **http://e. weibo. com/cptcm**
天猫旗舰店网址 **https://zgzyycbs. tmall. com**

如有印装质量问题请与本社出版部联系(010 - 64405510)

使用说明

为进一步贯彻国家卫生健康委员会及国家中医药管理局关于执业医师资格考试的有关精神，进一步落实执业医师资格考试的目标要求，国家中医药管理局中医师资格认证中心颁布了2020版《执业医师资格考试大纲》。

为了配合新大纲的实施，帮助考生顺利通过考试，我们组织高等中医药院校相关学科的优秀教师团队，依据2020版大纲的最新要求，编写了相应的执业医师资格考试通关系列丛书。

本书为执业医师资格考试通关系列丛书中的一种。经深入解读大纲、剖析历年真题，根据真卷题量及学科分布设计，力求给考生还原最真实的执业医师考试环境，使考生在备考时对考试的整体情况有一个全面的认识和把握。本书供考生考前自测，在阶段性复习和临考前全面了解自己对知识的掌握情况，做到查缺补漏、有的放矢，并通过练习熟悉考试科目分布，控制考试时间。随书配有3小时的习题精讲视频供考生观看复习。

目　　录

■ 医师资格考试通关要卷（一）（共 53 页）

■ 医师资格考试通关要卷（二）（共 53 页）

■ 医师资格考试通关要卷（三）（共 53 页）

医师资格考试通关要卷（一）

（医学综合）

中医执业医师

考生姓名：＿＿＿＿＿＿

准考证号：＿＿＿＿＿＿

考　　点：＿＿＿＿＿＿

考　场　号：＿＿＿＿＿＿

A1 型题(1~82题)

1. 中医认识和治疗疾病的主要依据是
   A. 病种
   B. 病名
   C. 症状
   D. 体征
   E. 证候

2. 属于阳的事物或现象是
   A. 下降
   B. 静止
   C. 涩脉
   D. 洪脉
   E. 面色晦暗

3. 下列各项,不属于面色发青临床意义的是
   A. 血瘀
   B. 寒证
   C. 惊风
   D. 痰饮
   E. 痛证

4. 肺病及脾的五行传变是
   A. 相乘传变
   B. 子病犯母
   C. 相侮传变
   D. 母病及子
   E. 相克传变

5. 依据五行相克规律,下列描述正确的是
   A. 悲胜恐
   B. 悲胜喜
   C. 恐胜喜
   D. 怒胜喜
   E. 恐胜思

6. 七情配伍中,可以降低药物功效的配伍是
   A. 相须
   B. 相使
   C. 相杀
   D. 相畏
   E. 相恶

7. "肺主一身之气"体现在

   A. 吸入清气
   B. 宣发卫气
   C. 生成宗气和调节气机
   D. 助心行血
   E. 呼出浊气

8. 解表剂不适用的证候是
   A. 外感风寒表证
   B. 外感风热表证
   C. 疮疡初起
   D. 麻疹已透
   E. 水肿初起

9. 药物组成中不同时含有麻黄、杏仁的方剂是
   A. 定喘汤
   B. 小青龙汤
   C. 大青龙汤
   D. 麻黄汤
   E. 麻杏甘石汤

10. 肝其华在
    A. 爪
    B. 面
    C. 唇
    D. 毛
    E. 发

11. 心在体合
    A. 脉
    B. 肉
    C. 筋
    D. 皮
    E. 骨

12. "中精之府"是指
    A. 胆
    B. 胃
    C. 小肠
    D. 大肠
    E. 膀胱

13. "乙癸同源"指的是
    A. 心肺关系

B. 肺肝关系

C. 肝脾关系

D. 肝肾关系

E. 心肾关系

14. 脾肾两亏的目态是

　　A. 戴眼反折

　　B. 目睛微定

　　C. 昏睡露睛

　　D. 双睑下垂

　　E. 横目斜视

15. 头发成斑片状脱落的临床意义是

　　A. 气血两虚

　　B. 肾精亏损

　　C. 久病体弱

　　D. 血虚受风

　　E. 血热

16. 下列入汤剂宜包煎的药物是

　　A. 砂仁

　　B. 沉香

　　C. 磁石

　　D. 五灵脂

　　E. 天南星

17. 与人体生长发育关系密切的是气的何种功能

　　A. 推动作用

　　B. 固摄作用

　　C. 温煦作用

　　D. 防御作用

　　E. 气化作用

18. 济川煎中配伍当归的意义是

　　A. 补血活血

　　B. 补血润肠

　　C. 补血调经

　　D. 补血益肝

　　E. 引血归经

19. 以"辛开苦降、寒热并用"为配伍特征的方剂是

　　A. 麻黄汤

　　B. 四逆散

　　C. 半夏泻心汤

　　D. 苓桂术甘汤

　　E. 苏子降气汤

20. 舌体短缩,色青紫而湿润,是由于

A. 气滞血瘀

B. 痰浊内阻

C. 寒凝筋脉

D. 气血俱虚

E. 热盛动风

21. 舌质胖嫩、淡白、湿润,并有齿痕的临床意义是

　　A. 气虚

　　B. 脾虚

　　C. 湿热痰浊

　　D. 阳虚水湿

　　E. 血虚不润

22. 人体最根本、最重要的气是

　　A. 元气

　　B. 宗气

　　C. 营气

　　D. 卫气

　　E. 中气

23. 卫气的分布特点是

　　A. 上出息道,下走气街

　　B. 熏于肓膜,散于胸腹

　　C. 通过三焦,流行全身

　　D. 上荣头目,达于周身

　　E. 与血同行,环周不休

24. 功能疏散风热、透疹利咽、解毒消肿的是

　　A. 薄荷

　　B. 牛蒡子

　　C. 蝉蜕

　　D. 升麻

　　E. 葛根

25. 药物组成中含有牛膝的方剂是

　　A. 芍药汤

　　B. 龙胆泻肝汤

　　C. 清营汤

　　D. 导赤散

　　E. 玉女煎

26. 下列各项,不属于瘀血致病症状特点的是

　　A. 痛处固定

　　B. 爪甲紫暗

　　C. 肌肤甲错

　　D. 夜间痛甚

　　E. 疼痛胀满

27. "吐下之余,定无完气"的生理基础是
    A. 气能生津
    B. 气能行津
    C. 气能摄津
    D. 津能载气
    E. 津能生气

28. 花剥苔的临床意义是
    A. 脾胃气虚
    B. 胃阴不足
    C. 胃中热盛
    D. 胃气阴两虚
    E. 胃阴枯竭

29. 郑声的临床意义是
    A. 心气虚弱
    B. 宗气大虚
    C. 神气不足
    D. 痰扰神明
    E. 脏气衰微,心神散乱

30. 温经汤的君药是
    A. 当归、川芎
    B. 当归、肉桂
    C. 当归、吴茱萸
    D. 吴茱萸、桂枝
    E. 当归、桂枝

31. 防风通圣散的功用是
    A. 疏风清热,泄热散结
    B. 辛凉宣肺,宣肺止咳
    C. 疏风解表,泄热通便
    D. 解表散寒,温肺化饮
    E. 和解少阳,内泻热结

32. 吴茱萸汤所治呕吐的病机是
    A. 中焦虚寒,浊阴上逆
    B. 胃虚有热,胃气不和
    C. 肝气犯胃,胃气不降
    D. 中虚停饮,胃气上逆
    E. 胃气虚弱,痰浊内阻

33. 按照十二经脉气血流注次序,心包经下交
    A. 手少阳三焦经
    B. 手少阴心经
    C. 足厥阴肝经
    D. 足少阳胆经

E. 足少阴肾经

34. 上肢内侧后缘分布的经脉是
    A. 手太阴肺经
    B. 手阳明大肠经
    C. 手厥阴心包经
    D. 手少阳三焦经
    E. 手少阴心经

35. 被称为"一源三歧"的经脉是
    A. 督、任、冲
    B. 督、冲、带
    C. 任、冲、带
    D. 督、冲、阳维
    E. 带、阳维、阴维

36. 寒湿、痰浊停肺所致咳嗽的特点是
    A. 咳声轻清低微
    B. 咳声重浊紧闷
    C. 咳声不扬,痰黄稠
    D. 干咳无痰或少痰
    E. 阵发痉挛性咳嗽

37. 风邪的致病特点是
    A. 黏滞
    B. 凝滞
    C. 升散
    D. 数变
    E. 炎热

38. 既能清热燥湿,又能泻火解毒,尤善治疗痈疽疔疮的药物是
    A. 决明子
    B. 生地黄
    C. 大血藤
    D. 黄连
    E. 马勃

39. 治疗梅毒的要药是
    A. 土茯苓
    B. 漏芦
    C. 鱼腥草
    D. 败酱草
    E. 野菊花

40. 芒硝具有的功效是
    A. 泻下攻积,润燥软坚,清热消肿
    B. 泻下寒积,清热消肿

C.养血润肠,清热消肿

D.养阴通便,清热消肿

E.壮阳通便,清热消肿

41.易于生风的邪气是

A.风

B.寒

C.湿

D.燥

E.火

42.六淫致病,其性干涩,易伤津液的是

A.风邪

B.寒邪

C.暑邪

D.燥邪

E.火邪

43.肝气犯胃所致胃脘痛的特点为

A.隐隐作痛

B.冷痛喜暖

C.痛如刀割

D.胀满疼痛

E.灼热疼痛

44.治疗湿浊中阻之呕吐,应首选的药物是

A.紫苏

B.香薷

C.生姜

D.黄连

E.藿香

45.弱脉与濡脉的共同特征是

A.沉而无力

B.浮而无力

C.脉来空虚无力

D.细而无力

E.迟而无力

46.以下不属于代脉主病的是

A.风证

B.痛证

C.脏气衰微

D.七情惊恐

E.宿食停滞

47.下列各项,不属六味地黄丸主治证候特点的是

A.腰膝酸软,盗汗遗精

B.耳鸣耳聋,头晕目眩

C.骨蒸潮热,手足心热

D.小便不利或反多

E.舌红少苔,脉沉细数

48.下列除哪项外,均为里证的特点

A.但热不寒

B.但寒不热

C.寒热往来

D.苔黄

E.脉沉

49.妇女月经淋漓日久,气短乏力,闭经3个月,伴少腹隐痛,其病机是

A.真虚假实

B.因虚致实

C.由实转虚

D.真实假虚

E.实中夹虚

50.风淫证的临床表现为

A.恶风寒,微发热,汗出,脉浮缓

B.发热无汗,头痛,喘咳

C.恶热,汗出,口渴,乏力,尿黄

D.发热体倦,头重,胸闷,不渴

E.壮热,口渴,吐衄,谵妄,烦躁

51.当归补血汤重用黄芪为君,意在

A.补气固表

B.补气行血

C.补气生血

D.补气行水

E.补气托毒

52.一贯煎中重用生地黄为君,意在

A.清热凉血

B.滋阴凉血

C.壮水制火

D.补益肝肾

E.滋养肺肾

53.治疗脾肾虚寒,五更泄泻的方剂是

A.真人养脏汤

B.理中丸

C.四神丸

D.桃花汤

E.固精丸

54. "从化"是指
    A. 病情随体质而变化
    B. 体质随病情而变化
    C. 体质随环境而变化
    D. 环境随体质而变化
    E. 体质随社会而变化

55. 下列各项,不属于燥淫证临床表现的是
    A. 皮肤干燥
    B. 干咳少痰
    C. 渴不欲饮
    D. 大便干燥
    E. 小便短黄

56. 下列不属于气不固证临床表现的是
    A. 自汗
    B. 滑胎
    C. 小便失禁
    D. 遗精
    E. 脱肛

57. 治疗食积腹痛,疝气痛,应选用的药物是
    A. 麦芽
    B. 稻芽
    C. 神曲
    D. 山楂
    E. 鸡内金

58. 甘遂入丸散的用量是
    A. 0.5 ~ 1g
    B. 1.5 ~ 3g
    C. 0.6 ~ 0.9g
    D. 3 ~ 9g
    E. 0.1 ~ 0.3g

59. 为"血中气药",能"上行头目,下调经水"的药物是
    A. 川芎
    B. 延胡索
    C. 姜黄
    D. 莪术
    E. 郁金

60. 桑螵蛸散与天王补心丹两方组成中均含有的药物是
    A. 龙骨、人参
    B. 人参、菖蒲
    C. 菖蒲、远志
    D. 远志、当归
    E. 当归、石斛

61. 苏合香丸主治
    A. 心绞痛属痰浊气滞血瘀者
    B. 寒闭证
    C. 暑秽证
    D. 热闭证
    E. 痰热内闭心包证

62. 下列除哪项外,均不适宜采用通因通用法治疗
    A. 脾虚泄泻
    B. 肾虚五更泄泻
    C. 瘀血所致的崩漏
    D. 肾虚小便频数
    E. 虚实夹杂病证

63. "益火之源,以消阴翳"的治法最适用于
    A. 阴盛则寒之证
    B. 阳虚则寒之证
    C. 阴损及阳之证
    D. 阴盛伤阳之证
    E. 阳盛伤阴之证

64. 二陈汤主治
    A. 风寒咳嗽
    B. 热痰咳嗽
    C. 燥痰咳嗽
    D. 湿痰咳嗽
    E. 寒饮咳嗽

65. 乌梅丸的功用是
    A. 敛肺止咳
    B. 敛阴止汗
    C. 涩精止遗
    D. 固崩缩尿
    E. 涩肠止泻

66. 具有理气健脾、燥湿化痰功效的药物是
    A. 枳实
    B. 佛手
    C. 陈皮
    D. 薤白
    E. 川楝子

67. 朱砂入药的正确炮制方法是
    A. 水飞

B. 炙

C. 煅

D. 煨

E. 淬

68. 旋覆代赭汤的功用是

    A. 行气散结,降逆化痰

    B. 宣肺降气,祛痰平喘

    C. 降逆化痰,益气和胃

    D. 益气清热,降逆和胃

    E. 行气开郁,化痰散结

69. 主要功用为镇心安神、清热养血的方剂是

    A. 归脾汤

    B. 酸枣仁汤

    C. 朱砂安神丸

    D. 当归六黄汤

    E. 天王补心丹

70. 复元活血汤的君药是

    A. 柴胡、当归

    B. 柴胡、大黄

    C. 当归、红花

    D. 红花、桃仁

    E. 桃仁、大黄

71. 肠燥津亏证的临床表现是

    A. 口干咽燥

    B. 口臭,头晕

    C. 便干难以排出

    D. 舌红,苔白干

    E. 脉象细涩

72. 肺痨咳嗽,咳嗽不甚时应采取的治则是

    A. 治标

    B. 治本

    C. 标本兼治

    D. 先治本,后治标

    E. 反治

73. 心血虚证与心阴虚证的共同见症是

    A. 心烦

    B. 舌淡

    C. 脉细数

    D. 盗汗

    E. 失眠

74. 大黄后下的目的是

A. 清热解毒

B. 泻热通便

C. 清化痰热

D. 活血祛瘀

E. 凉血止血

75. 石决明与草决明的共同功效是

    A. 润肠通便

    B. 清肝明目

    C. 息风止痉

    D. 止咳平喘

    E. 降气化痰

76. 用治虚寒性胎漏淋漓不止者,宜选用的药物是

    A. 桑寄生

    B. 艾叶

    C. 白术

    D. 续断

    E. 砂仁

77. 目前我国卫生法涉及的民事责任的主要承担方式是

    A. 恢复原状

    B. 赔偿损失

    C. 停止侵害

    D. 消除危险

    E. 支付违约金

78. 可以参加执业助理医师资格考试的条件:具有高等学校医学专科学历,在医疗卫生机构参加医学专业工作实践满

    A. 6 个月

    B. 18 个月

    C. 1 年

    D. 2 年

    E. 3 年

79. 《医疗用毒性药品管理办法》规定,毒性药品每次处方剂量不得超过

    A. 5 日极量

    B. 4 日极量

    C. 3 日极量

    D. 2 日极量

    E. 1 日极量

80. 下列乙类传染病中需依法采取甲类传染病的预防控制措施的是

A. 病毒性肝炎

B. 伤寒和副伤寒

C. 淋病、梅毒

D. 淋病、艾滋病

E. 肺炭疽、传染性非典型性肺炎

81. 医疗机构发现突发公共卫生事件后,应当向当地卫生行政部门报告的时间要求为

A. 1 小时内

B. 2 小时内

C. 3 小时内

D. 6 小时内

E. 8 小时内

82.《中华人民共和国中医药条例》明确指出对中医药发展的政策是国家

A. 保护、支持、发展中医药事业

B. 保护、扶持、发展中医药事业

C. 保护、发展中医药事业

D. 扶持、发展中医药事业

E. 积极保护中医药事业

A2 型题(83~102 题)

答题说明

每一道试题是以一个小案例出现的,其下面都有 A、B、C、D、E 五个备选答案。请从中选择一个最佳答案。

83. **患者,男,78 岁。危重病人,突然头额冷汗大出,四肢厥冷。其属于**

A. 亡阴

B. 亡阳

C. 阳虚

D. 阴虚

E. 气脱

84. **患者,女,26 岁。产后 20 天,发热,头痛,汗出恶风,肩背酸痛,舌苔薄白,脉浮缓。用药应首选**

A. 麻黄、桂枝

B. 桂枝、白芍

C. 紫苏、生姜

D. 黄芪、防风

E. 苍术、羌活

85. **患者,女,32 岁。素有头痛病史,经常前额疼痛,昨天生气后,眉棱骨痛伴有左侧头部胀痛。用药应首选**

A. 白芷、防风

B. 白芷、羌活

C. 白芷、藁本

D. 白芷、柴胡

E. 白芷、升麻

86. **患者,女,28 岁。身热,不恶寒,反恶热,烦渴喜冷饮,神昏谵语,便秘溲赤,手足逆冷,舌红苔黄而干,脉沉数有力。其辨证是**

A. 表寒里热

B. 表热里寒

C. 真热假寒

D. 真寒假热

E. 上热下寒

87. **患者,男,56 岁。素患眩晕,因情急恼怒而突发头痛而胀,继则昏厥仆倒,呕血,不省人事,肢体强痉,舌红苔黄,脉弦。其病机是**

A. 气郁

B. 气逆

C. 气脱

D. 气陷

E. 气结

88. **患者,男,37 岁。咳唾涎沫,短气喘促,咽喉干燥,舌干红少苔,脉虚数。治宜选用**

A. 清燥救肺汤

B. 杏苏散

C. 桑杏汤

D. 麦门冬汤

E. 百合固金汤

89. **患者,女,30 岁。头微痛,恶寒无汗,咳嗽痰稀鼻塞嗌干,舌苔白,脉弦。治宜选用**

A. 杏苏散

B. 麻黄汤

C. 止嗽散

D. 小青龙汤

E. 桑杏汤

90. 患者,女,18 岁。感冒后身热不甚,干咳无痰,咽干口渴,右脉数大。治宜选用
    A.杏苏散
    B.泻白散
    C.桑菊饮
    D.桑杏汤
    E.止嗽散

91. 患者,男,45 岁。平素急躁易怒,今日因事与人争吵时突感头晕,站立不住,面赤如醉,舌体颤动,脉弦。其辨证是
    A.肝火上炎
    B.肝阳上亢
    C.热极生风
    D.肝阳化风
    E.肝气郁结

92. 患者,男,42 岁。身目发黄,黄色鲜明,腹部痞满,肢体困重,便溏尿黄,身热不扬,舌红,苔黄腻,脉濡数。其辨证是
    A.肝胆湿热
    B.大肠湿热
    C.肝火上炎
    D.湿热蕴脾
    E.寒湿困脾

93. 患者,男,43 岁。口苦,心烦,胸闷不舒,入睡困难,舌质红,脉数。用药应首选
    A.栀子、淡豆豉
    B.栀子、芦根
    C.黄连、肉桂
    D.酸枣仁、柏子仁
    E.酸枣仁、远志

94. 患者,男,25 岁。发热一天,右下腹痛,拒按,大便三日未行,舌质红,舌苔黄,脉滑数。用药应首选
    A.桃仁、薏苡仁
    B.红藤、薏苡仁
    C.大黄、牡丹皮
    D.牡丹皮、赤芍
    E.大黄、枳实

95. 患者,女,44 岁。心悸失眠,夜多异梦,平素胆怯易惊,苔白腻,脉弦滑者。治宜选用
    A.二陈汤
    B.温胆汤
    C.导痰汤
    D.酸枣仁汤
    E.半夏白术天麻汤

96. 患者素体气虚,外感风寒,症见恶寒发热,无汗,头痛鼻塞,咳嗽痰白,胸膈满闷,倦怠无力,气短懒言,苔白脉弱。治宜选用
    A.参苏饮
    B.败毒散
    C.桂枝汤
    D.小青龙汤
    E.九味羌活汤

97. 患者,男,43 岁。胸脘痞闷,按之则痛,或咳痰黄稠,舌苔黄腻,脉滑数。治宜选用
    A.小陷胸汤
    B.滚痰丸
    C.二陈汤
    D.贝母瓜蒌散
    E.清金化痰丸

98. 患者,女,38 岁。身灼热,神昏谵语,痰壅气粗,舌謇肢厥,脉细数。其辨证是
    A.热陷心包
    B.热灼营阴
    C.热盛动血
    D.热盛伤阴
    E.热盛动风

99. 患者,女,46 岁。连日来口舌生疮,小便短赤,伴烦躁失眠,舌质红,苔薄黄,脉细数。用药应首选
    A.牛黄、大黄
    B.木通、淡竹叶
    C.黄连、黄芩
    D.茯苓、薏苡仁
    E.车前子、白茅根

100. 患者,男,89 岁。久病卧床,近日来冷汗自出,四肢厥逆,面色苍白,舌淡苔白,脉微欲绝。用药应首选
    A.肉桂、桂枝
    B.干姜、高良姜
    C.附子、干姜
    D.细辛、小茴香
    E.吴茱萸、丁香

101. 患者,女,46 岁。咳痰清稀色白,喜唾涎沫,胸满不舒,苔白滑,脉弦滑。治宜选用
    A. 半夏白术天麻汤
    B. 苓甘五味姜辛汤
    C. 贝母瓜蒌散
    D. 清气化痰丸
    E. 三子养亲汤

102. 患者,女,32 岁。外感风寒湿邪,症见恶寒发热,头痛,肌表无汗,肢体酸楚疼痛,口苦而渴。治宜选用
    A. 参苏饮
    B. 败毒散
    C. 桂枝汤
    D. 小青龙汤
    E. 九味羌活汤

B1 型题(103～150 题)

答题说明

以下提供若干组考题,每组考题共用在考题前列出的 A、B、C、D、E 五个备选答案。请从中选择一个最佳答案。某个备选答案可能被选择一次、多次或不被选择。

    A. 实热
    B. 实寒
    C. 虚热
    D. 虚寒
    E. 真寒假热

103. 阴偏衰所形成的病理变化是
104. 阴偏盛所形成的病理变化是

    A. 实证
    B. 虚证
    C. 虚实夹杂证
    D. 真虚假实证
    E. 真实假虚证

105. 正气不足,邪气亢盛,所形成的病证是
106. 邪气亢盛,正气不虚,所形成的病证是

    A. 阴虚劳嗽
    B. 气虚自汗
    C. 胃热呕吐
    D. 湿热泻痢
    E. 风寒湿痹

107. 阿胶的主治病证是
108. 黄芪的主治病证是

    A. 风气内动
    B. 津伤化燥
    C. 湿浊内生
    D. 寒从中生
    E. 火热内生

109. 久病累及脾肾,以致脾肾阳虚,温煦气化失司,可以形成
110. 邪热炽盛,煎灼津液,伤及营血,燔灼肝经,可以形成

    A. 辅助君药加强治疗主病或主证的药物
    B. 减轻或消除君、臣药毒性的药物
    C. 引方中诸药以达病所的药物
    D. 针对兼病或兼证起治疗作用的药物
    E. 协助君、臣药以加强治疗作用的药物

111. 佐助药是指
112. 引经药是指

    A. 平铺于皮下,摸之不碍手
    B. 高出于皮肤,摸之碍手
    C. 皮肤上出现晶莹如粟的透明小疱疹
    D. 初起如粟,根脚坚硬
    E. 皮肤红、肿、热、痛

113. 疹为
114. 斑为

    A. 清骨散
    B. 知柏地黄丸
    C. 清营汤
    D. 黄连解毒汤

E.五味消毒饮

115.有清骨蒸潮热作用的方剂是

116.有清血分之热作用的方剂是

A.阳盛则阴病,阴盛则阳病

B.雨出地气,云出天气

C.阴在内,阳之守也

D.重阴必阳,重阳必阴

E.阴损及阳,阳损及阴

117.以上说法体现了阴阳互藏关系的是

118.以上说法体现了阴阳对立制约关系的是

A.茯苓

B.附子

C.白术

D.甘草

E.人参

119.生脉散与四君子汤的药物组成中均含有

120.四逆散与四逆汤的药物组成中均含有

A.炙甘草汤

B.生脉散

C.补中益气汤

D.左归丸

E.六味地黄丸

121.配伍中体现"甘温除热"法的代表方剂是

122.配伍中体现"三补三泻"法的代表方剂是

A.心

B.肝

C.脾

D.肺

E.肾

123."生痰之源"指的是

124."贮痰之器"指的是

A.津

B.液

C.受纳水谷

D.贮存尿液

E.运化

125.小肠主

126.胃主

A.羚羊角

B.天南星

C.钩藤

D.天麻

E.地龙

127.治疗高热惊痫、半身不遂、尿闭不通,应选用的药物是

128.治疗惊痫抽搐、头痛眩晕、肢体麻木,应选用的药物是

A.脾肾阳虚证

B.肝肾阴虚证

C.心肾不交证

D.肺肾阴虚证

E.心脾气血虚证

129.以心烦、失眠、遗精、耳鸣为主症的证候是

130.以眩晕、胁痛、遗精、耳鸣为主症的证候是

A.葛根

B.荆芥

C.生姜

D.白芷

E.淡豆豉

131.治疗风寒感冒,寒湿带下,应选用的药物是

132.治疗风寒感冒,肺寒咳嗽,应选用的药物是

A.咽干口燥

B.口淡不渴

C.口渴欲饮,饮后即吐

D.但欲漱水不欲咽

E.口渴引饮

133.瘀血证可表现为

134.水停胃中证可表现为

A.钩藤

B.熊胆

C.水牛角

D. 决明子

E. 夏枯草

135. 具有明目、散结消肿功效的药物是

136. 具有明目、息风止痉功效的药物是

A. 浮脉

B. 洪脉

C. 芤脉

D. 革脉

E. 散脉

137. 脉象浮而无根,至数不齐,按之则无,称为

138. 脉象浮大中空,如按葱管,称为

A. 利水渗湿,除痹

B. 利水通淋,通乳

C. 利湿退黄,利尿通淋,解毒消肿

D. 利水渗湿,健脾,止咳

E. 利水通淋,渗湿止泻,明目,祛痰

139. 车前子的功效是

140. 金钱草的功效是

A. 白及

B. 仙鹤草

C. 棕榈炭

D. 血余炭

E. 炮姜

141. 具有止痢功效的药物是

142. 具有截疟功效的药物是

A. 山楂

B. 神曲

C. 莱菔子

D. 麦芽

E. 鸡内金

143. 食积兼外感表证,应选用的药物是

144. 食积兼痰多咳喘,应选用的药物是

A. 面白浮肿

B. 面色青紫

C. 面色苍黄

D. 面色黧黑

E. 面色萎黄

145. 肝郁脾虚的面色是

146. 脾胃气虚的面色是

A. 疫点

B. 疫区

C. 疫情通报

D. 疫情报告

E. 疫情措施

147. 医疗机构及其执行职务的人员发现传染病疫情应按规定和时限进行

148. 县级以上人民政府有关部门发现传染病疫情时应当及时向同级人民政府卫生行政部门进行

A. 1 年

B. 2 年

C. 3 年

D. 4 年

E. 5 年

149. 麻醉药品处方至少应保存

150. 精神药品处方至少应保存

A1 型题(1～59 题)

> **答题说明**
>
> 每一道试题下面有 A、B、C、D、E 五个备选答案。请从中选择一个最佳答案。

1. 据《灵枢·决气》所述,"液脱"的症状是
   A. 耳聋
   B. 目不明
   C. 汗大泄
   D. 脑髓消,屈伸不利
   E. 色白,夭然不泽

2. 据《伤寒论》原文,以下哪项不是"桂枝汤主之"
   A. 汗出
   B. 恶风
   C. 干呕
   D. 项背强
   E. 鼻鸣

3. 五苓散证中不应见
   A. 心中结痛者
   B. 小便不利
   C. 微热消渴
   D. 心下悸
   E. 脉浮数

4. 据《伤寒论》原文,当归四逆汤证的脉象是
   A. 脉浮细
   B. 脉细欲绝
   C. 脉沉伏不出
   D. 脉沉微
   E. 脉微细

5. 表现为典型弛张热的疾病是
   A. 风湿热
   B. 渗出性胸膜炎
   C. 疟疾
   D. 布鲁菌病
   E. 肺炎链球菌肺炎

6. 下列各项,可引起头痛伴剧烈眩晕的是
   A. 颅内高压
   B. 小脑肿瘤
   C. 蛛网膜下腔出血
   D. 偏头痛
   E. 中暑

7. 在感染过程中,最常见的表现形式是

   A. 病原体被消灭或排出体外
   B. 隐性感染
   C. 显性感染
   D. 病原携带状态
   E. 潜伏性感染

8. 下列各项,可引起腹痛伴急性高热、寒战的是
   A. 急性化脓性胆管炎
   B. 结缔组织病
   C. 急性腹腔内出血
   D. 肠梗阻
   E. 结核性腹膜炎

9. 临床表现为咳嗽伴杵状指的疾病是
   A. 支气管炎
   B. 支气管扩张症
   C. 肺结核
   D. 肺炎链球菌肺炎
   E. 胸膜炎

10. 肺心病肺动脉高压形成的主要原因是
    A. 血容量增加
    B. 肺血管玻璃样改变
    C. 肺细小动脉痉挛
    D. 右心室肥大
    E. 左心衰竭

11. 引起咯血最常见的疾病是
    A. 肺结核
    B. 肺淤血
    C. 肺部恶性肿瘤
    D. 肺炎链球菌肺炎
    E. 肺梗死

12. 符合阻塞性黄疸表现的是
    A. 粪便颜色加深
    B. 尿中胆红素阴性
    C. 尿中尿胆原增加
    D. 心率加快
    E. 血清碱性磷酸酶明显增高

13. 戊型肝炎病毒的主要传播途径是
    A. 注射、输血传播

B. 蚊虫叮咬传播

C. 唾液传播

D. 垂直传播

E. 粪 – 口传播

14. 下列除哪项外,均符合问诊的要求

A. 态度和蔼,言语亲切

B. 要将患者陈述的内容去粗取精,去伪存真

C. 交谈时避免使用特定意义的医学术语

D. 医生要多提出诱导性的问题

E. 对危重患者只扼要询问,待病情缓和后再补充

15. 下列各项,对急性阑尾炎最有诊断意义的体征是

A. 发热

B. 腰大肌试验阳性

C. 结肠充气试验阳性

D. 腹肌紧张

E. 阑尾点固定性压痛

16. 对于肝炎患者,最能反映病情严重程度的血清学检查是

A. 丙氨酸氨基转移酶

B. 天门冬氨酸氨基转移酶

C. 凝血酶原活动度

D. 胆碱酯酶

E. γ – 谷氨酰转肽酶

17. 可引起肝浊音界消失的疾病是

A. 急性胃炎

B. 急性胆囊炎

C. 急性胰腺炎

D. 急性阑尾炎

E. 胃溃疡穿孔

18. 诊断主动脉瓣关闭不全最重要的体征是

A. 靴形心

B. 水冲脉

C. 心尖区第一心音减弱

D. 心尖部柔和的收缩期杂音

E. 主动脉瓣区舒张期杂音

19. 下列关于哮喘持续状态的紧急处理措施,错误的是

A. 静脉滴注地塞米松

B. 口服氨茶碱

C. 纠正酸中毒

D. 吸氧

E. 补充水、电解质

20. 甲状腺功能减退患者可见的面容为

A. 无欲貌

B. 苦笑面容

C. 面具面容

D. 肢端肥大面容

E. 黏液性水肿面容

21. 下列可以引起全身淋巴结肿大的疾病是

A. 急性化脓性扁桃体炎

B. 肺炎链球菌性肺炎

C. 肺癌

D. 再生障碍性贫血

E. 系统性红斑狼疮

22. 流行性感冒的主要治疗措施,不包括

A. 休息

B. 抗菌治疗

C. 解热镇痛及支持治疗

D. 呼吸道隔离

E. 金刚烷胺抗病毒治疗

23. 两侧瞳孔大小不等,多见于

A. 有机磷农药中毒

B. 脑肿瘤

C. 吗啡药物影响

D. 濒死状态

E. 阿托品药物影响

24. 出现呼吸音增强的疾病是

A. 重症肌无力

B. 膈肌瘫痪

C. 胸膜炎

D. 贫血

E. 腹膜炎

25. 引起人感染高致病性禽流感的主要病毒亚型是

A. H1N1

B. H3N2

C. H5N1

D. H7N5

E. H9N2

26. 听诊心包摩擦音最清楚的部位是

A. 心尖部

B. 胸骨左缘第 3、4 肋间

C.胸骨右缘第 3、4 肋间

D.左侧腋前线第 3、4 肋间

E.心底部

27.下列各项,可引起听觉语音增强的是

A.气管异物

B.阻塞性肺气肿

C.胸腔积液

D.肺实变

E.胸膜增厚粘连

28.改善急性左心衰竭症状最有效的药物是

A.利尿剂

B.洋地黄

C.钙离子拮抗剂

D.β 肾上腺素受体阻滞剂

E.血管紧张素转换酶抑制剂

29.引起中性粒细胞增多的疾病是

A.脾功能亢进

B.伤寒

C.系统性红斑狼疮

D.流行性感冒

E.急性大失血

30.下列最不符合三度房室传导阻滞心电图特征的是

A.P 波与 QRS 波群无传导关系

B.心房率快于心室率

C.心房率慢于心室率

D.心室率为 40 ~ 60 次/分时,QRS 波群形态正常

E.心室率在 40 次/分以下时,QRS 波群宽大畸形

31.下述各项,不属于艾滋病传播途径的是

A.性接触

B.注射、输血液或血制品

C.母婴传播

D.器官移植

E.消化道传播

32.慢性溶血常有的三大特征是

A.寒战、高热、头痛

B.头痛、腰痛、呕吐

C.贫血、黄疸、脾大

D.高热、贫血、呕吐

E.腰痛、呕吐、黄疸

33.可表现为发热,伴干性咳嗽的疾病是

A.胸膜炎

B.肺炎链球菌肺炎

C.空洞性肺结核

D.支气管扩张症

E.喉头水肿

34.确诊流行性出血热的依据是

A.鼠类接触史

B.全身感染和中毒症状

C."三痛"和"三红"征

D.特异性 IgM 抗体滴度升高

E.异型淋巴细胞增多

35.小肠机械性肠梗阻的 X 线表现是

A.小肠扩张,大量积气、积液

B.两膈下可见新月形透亮气体影

C.内积气

D.结肠内可见气体

E.腹部均匀致密,腰大肌清晰

36.某成年男性,血沉加快,则其血沉测定值可能为

A.13mm/h

B.8mm/h

C.15mm/h

D.17mm/h

E.5mm/h

37.下列各项,不属于慢性肾炎基本表现的是

A.蛋白尿

B.血尿

C.高血压

D.水肿

E.管型尿

38.急性溶血可引起的尿液改变是

A.乳糜尿

B.血红蛋白尿

C.胆红素尿

D.脓尿

E.血尿

39.下列各项,不见于左心室肥大心电图表现的是

A.QRS 波群时间延长到 0.10 ~ 0.11 秒

B.心电轴左偏

C. $Rv_5 > 2.5mV$, $Rv_5 + Sv_1 > 3.5mV$

D.P 波增宽,时间 >0.11 秒,双峰间距≥0.04 秒

E.T 波低平、双向或倒置

40. 麻痹型狂犬病的典型表现是

A. 兴奋期较长

B. 恐水明显

C. 肢体瘫痪

D. 腱反射亢进

E. 头痛明显

41. 某肺叶发生肺不张时,典型的 X 线表现是

A. 中等密度,边界不清的云絮状阴影

B. 密度增高,边缘清楚,呈散在小花朵状阴影

C. 密度增高,边缘锐利的、粗乱的线条状阴影

D. 斑点状或小块状密度甚高的致密阴影

E. 三角形密度均匀增高的片状阴影

42. 大量腹腔积液的呼吸形式是

A. 腹式呼吸

B. 长吸式呼吸

C. 呼吸浅快

D. 呼吸深快

E. 呼吸深慢

43. 最常用于确诊流行性脑脊髓膜炎的是

A. 血培养

B. 脑脊液培养

C. 瘀点挤液涂片染色镜检

D. 特异性抗体检测

E. 骨髓培养

44. 主诉应包括的内容有

A. 此次发病的全过程

B. 就诊过程

C. 治疗过程

D. 发病时间

E. 对治疗的反应

45. 下列心电图表现,不符合房性早搏的是

A.P'波提前出现,与窦性 P 波不同

B.QRS 波群形态多正常

C. 代偿间歇完全

D.P'-R 间期 >0.12 秒

E.P'波后可以没有 QRS 波群

46. 不属于甲状腺功能亢进症高代谢综合征表现的是

A. 怕热、多汗

B. 多食善饥

C. 体重锐减

D. 糖耐量减低

E. 血胆固醇升高

47. 下列可出现脉压减小的是

A. 主动脉瓣关闭不全

B. 缩窄性心包炎

C. 动脉导管未闭

D. 甲状腺功能亢进症

E. 严重贫血

48. 胸骨左缘第 2 肋间闻及收缩期杂音,应考虑为

A. 主动脉瓣狭窄

B. 肺动脉瓣狭窄

C. 二尖瓣狭窄

D. 三尖瓣狭窄

E. 二尖瓣关闭不全

49. 关于暴发型流行性脑脊髓膜炎休克型的治疗,错误的是

A. 控制感染

B. 控制 DIC

C. 纠正休克

D. 冬眠疗法

E. 禁用肾上腺皮质激素

50. 下列不会出现枪击音的疾病是

A. 发热

B. 严重贫血

C. 甲状腺功能亢进症

D. 主动脉瓣关闭不全

E. 主动脉瓣狭窄

51. 下列病变中,可见肝脏肿大、压痛明显的是

A. 肝囊肿

B. 脂肪肝

C. 肝硬化

D. 慢性肝炎

E. 肝淤血

52. 目前治疗伤寒的首选药物是

A. 头孢菌素

B. 氯霉素

C. 氟喹诺酮类

D. 庆大霉素

E. 氨苄西林

53. 霍乱的治疗过程中,首选的抗生素为
  A. 氯霉素
  B. 多西环素
  C. 四环素
  D. 氨苄西林
  E. 卡那霉素

54. 下列各项,不属于中国古代医德思想内容的是
  A. 救死扶伤、一视同仁的道德准则
  B. 仁爱救人、赤诚济世的事业准则
  C. 清廉正直、不图钱财的道德品质
  D. 认真负责、一丝不苟的服务态度
  E. 不畏权贵、忠于医业的献身精神

55. 医学人道主义的核心内容是
  A. 尊重患者
  B. 认真对待患者
  C. 患者的知情同意权
  D. 患者的自主权
  E. 医生的权力

56. 关于医德良心,下述说法错误的是
  A. 是对道德情感的深化
  B. 是对道德责任的自觉认识
  C. 是一种自我评价能力

  D. 是一种强烈的道德责任感
  E. 因其不可见而很难确定其作用

57. 关于临床诊疗道德的一般原则,下列说法错误的是
  A. 患者第一原则
  B. 最优化原则
  C. 痛苦最小原则
  D. 耗费最小原则
  E. 医生自主决定原则

58. 关于医生行使道德权利,下列说法错误的是
  A. 医生行使道德权利具有自主性
  B. 医生在特殊情况下可行使干涉权
  C. 医生行使道德权利具有特殊性
  D. 医生行使道德权利不受患者自主权的制约
  E. 医生行使道德权利具有专业权威性

59. 药物治疗中的道德要求,不包括
  A. 对症下药,剂量安全
  B. 要尽可能为患者选择贵重有效的药物
  C. 合理配伍,细致观察
  D. 节约费用,公正分配
  E. 合理配伍,对症下药

A2 型题(60~101 题)

答题说明

每一道试题是以一个小案例出现的,其下面都有 A、B、C、D、E 五个备选答案。请从中选择一个最佳答案。

60. 患者,男,56 岁。急性广泛前壁心肌梗死,入院后 6 小时。首选的治疗措施是
  A. 口服美托洛尔
  B. 链激酶溶栓治疗
  C. 静脉注射毛花苷丙
  D. 口服卡托普利
  E. 静脉滴注低分子右旋糖酐

61. 患者汗出不恶寒,身重,短气腹满而喘,潮热,手足濈然汗出,脉迟。治宜选用
  A. 大承气汤
  B. 小承气汤
  C. 调胃承气汤
  D. 麻子仁丸
  E. 大柴胡汤

62. 患者,男,52 岁。上腹胀满 5 年,2 个月来食欲缺乏,全身无力,体检及 X 线钡剂造影均未见异常。胃镜活检:炎性细胞浸润及肠上皮化生,未见腺体萎缩。应诊断为
  A. 胃黏膜脱垂
  B. 慢性浅表性胃炎
  C. 慢性萎缩性胃炎
  D. 早期胃癌
  E. 胃神经症

63. 患者,男,50 岁。有长期肝病史。近年来乏力,腹胀明显,反复齿龈出血,近 1 个月下肢水肿,现呕血后神志不清。应首先考虑的是
  A. 脑血栓形成
  B. 糖尿病高渗性昏迷

C. 肝性脑病

D. 尿毒症昏迷

E. 内囊出血

64. 患者,女,24 岁。发热,牙龈出血,皮肤瘀斑 5
天。查体:贫血面容,胸骨压痛阳性,肝肋下
3cm,脾肋下 3cm。血红蛋白 68g/L,白细胞 48 ×
10^9/L,血小板 19 × 10^9/L。骨髓检查:原始细胞
90%,过氧化物酶阴性,糖原(PAS)反应阳性呈
粗颗粒状,非特异性酯酶阴性,血清溶菌酶降
低。诊断是

A. 急性粒细胞白血病

B. 急性早幼粒细胞白血病

C. 急性淋巴细胞白血病

D. 急性单核细胞白血病

E. 急性红白血病

65. 患者,男,25 岁。因贫血、发热、反复皮肤黏膜出
血 2 个月就诊,经检查拟诊为再障。以下支持诊
断的是

A. 白细胞减少

B. 红细胞减少

C. 网织红细胞增多

D. 血小板减少

E. 全血细胞减少

66. 患者,女,25 岁。因甲状腺肿大就诊,检查:甲状
腺Ⅲ度肿大,触之坚硬并有触痛,无震颤,^{131}I 吸
收率下降。最可能的诊断是

A. 甲状腺功能亢进症

B. 亚急性甲状腺炎

C. 甲状腺癌

D. 甲状腺囊肿

E. 慢性甲状腺炎

67. 患者,女,63 岁。糖尿病病史 10 余年,近 2 个月
感双足趾端麻木、下肢皮肤针刺样疼痛,伴尿失
禁、无汗。体检:消瘦,营养欠佳,双手骨间肌萎
缩,肌力 4 级,空腹血糖 14.1mmol/L,血酮(-)。
最可能的诊断是

A. 糖尿病并发脑血管意外

B. 糖尿病神经病变

C. 糖尿病微血管病变

D. 糖尿病肾病

E. 糖尿病并发酮症酸中毒

68. 患者邪闭心包,神昏舌短,内窍不通,饮不解渴。
治宜选用

A. 增液承气汤

B. 牛黄承气汤

C. 安宫牛黄丸

D. 羚角钩藤汤加紫雪丹

E. 犀角地黄汤

69. 患者,女,30 岁。出现蛋白尿 3 个月,24 小时尿
蛋白总量为 3.5g,有肘、肩、双手指关节疼痛病
史已 2 年。为明确诊断,最需要做的检查是

A. 抗核抗体谱检查

B. 肾功能检查

C. 抗链"O"检查

D. 类风湿因子

E. C 反应蛋白

70. 患者面目俱赤,语声重浊,呼吸俱粗,大便闭,小
便涩,舌苔老黄,甚则黑有芒刺,但恶热,不恶寒,
脉浮洪躁甚。治宜选用

A. 神犀丹

B. 安宫牛黄丸

C. 三甲复脉汤

D. 白虎汤

E. 羚角钩藤汤

71. 患者,男,31 岁。6 个月前劳累后出现腹泻、腹
痛,大便 3 ~ 4 次/日,多呈少量脓血便,便后腹痛
可缓解,伴消瘦,多次大便培养阴性。对明确诊
断最有意义的检查是

A. 粪便常规 + 隐血实验

B. 血液一般检查

C. 免疫指标检查

D. X 线钡剂灌肠

E. 结肠镜检查

72. 患者,男,46 岁。慢性肾小球肾炎病史 6 年,近 1
年来病情明显加重。实验室检查:GFR18mL/
(min · 1.73m^2)。其分期诊断是

A. 肾损伤 GFR 正常

B. 肾损伤 GFR 轻度下降

C. GFR 中度下降

D. GFR 重度下降

E. 肾衰竭

73. 患者,女,21 岁。四肢关节疼痛 6 个月,近 2 个

月出现面颊部对称性红斑,口腔溃疡反复发作。检查:白细胞 $2.7 \times 10^9/L$,血沉 67mm/h。该患者最可能的诊断是

A.类风湿关节炎

B.系统性红斑狼疮

C.干燥综合征

D.白塞病

E.风湿性关节炎

74.患者,男,26 岁。近年来有多次强直、阵挛、昏睡发作,一般数分钟内意识可恢复,发作前胸腹部有气上冲感。其属于癫痫的发作类型是

A.大发作

B.失神小发作

C.精神运动性发作

D.局限性发作

E.癫痫持续状态

75.患者,女,73 岁。既往有高血压病史 20 余年,进餐时与家人争吵,随后突然剧烈头痛、头晕、呕吐,继之出现"三偏征"就诊,拟诊断为脑出血。其确诊首选的检查方法是

A.头颅 CT 检查

B.脑脊液检查

C.脑血管造影

D.凝血功能检查

E.脑血流图检查

76.患者头痛恶寒,身重疼痛,舌白不渴,脉弦细而濡,面色淡黄,胸闷不饥,午后身热,状若阴虚。禁用以下哪种治法

A.祛湿

B.清热

C.和解

D.发汗

E.淡渗

77.患者烦满,喘而呕。其为

A.湿痹

B.心痹

C.肺痹

D.脾痹

E.肾痹

78.患者,男,50 岁。慢性支气管炎病史 5 年,近 2 ~ 3 个月咳嗽加重,痰中持续带血,伴胸闷、气急、

胸痛。X 线检查:肺门阴影增大。应首先考虑

A.慢性支气管炎

B.原发性支气管肺癌

C.肺炎

D.肺结核

E.肺脓肿

79.患者饮水流行,归于四肢,当汗出而不汗出,身体疼痛重。其为

A.痰饮

B.悬饮

C.溢饮

D.支饮

E.消渴

80.患者,男,73 岁。既往有慢性肺心病病史 22 年,近日受凉后出现端坐呼吸、胸闷、气促,伴咳嗽、咳痰。下列体征中有助于右心衰竭诊断的是

A.心率 121 次/分

B.交替脉

C.颈静脉怒张

D.双肺底小水泡音

E.心尖区舒张期奔马律

81.患者,男,70 岁。今日胸痛发作频繁,2 小时前胸痛再次发作,含化硝酸甘油不能缓解。查体:血压 90/60mmHg,心律不齐。心电图 Ⅱ、Ⅲ、aVF 导联 ST 段抬高,呈弓背向上的单向曲线。应首先考虑的是

A.心绞痛

B.急性心包炎

C.急性前间壁心肌梗死

D.急性下壁心肌梗死

E.急性广泛前壁心肌梗死

82.患者,女,75 岁。既往风湿热病史 9 年,此次因心悸、气急就诊。查体:心尖区闻及响亮粗糙、音调高的全收缩期杂音。X 线检查:左心房、左心室增大。其诊断是

A.三尖瓣狭窄

B.二尖瓣关闭不全

C.主动脉瓣狭窄

D.肺动脉瓣关闭不全

E.联合瓣膜病变

83.患者,男,65 岁。因上腹痛、腹胀、恶心、呕吐 2

年就诊,拟诊为慢性胃炎。为明确诊断,最有价值的检查是

A. X 线钡剂造影检查

B. 胃液分析

C. 血清学检查

D. 胃镜检查

E. ^{13}C 呼气试验

84. 患者头痛恶寒,身重疼痛,舌白不渴,脉弦细而濡,面色淡黄,胸闷不饥,午后身热。其为

A. 风温

B. 冬温

C. 温热

D. 湿温

E. 瘟疫

85. 患者,男,45 岁。近日发现大便色黑,伴不规则上腹痛。查体:左锁骨上窝触及 1 个 1cm×1.2cm 大小的淋巴结,质硬,大便隐血试验(+++)。应首先考虑

A. 消化性溃疡

B. 胆道感染合并出血

C. 胃癌

D. 血小板减少性紫癜

E. 肝硬化

86. 患者,女,21 岁。近年来头昏、乏力、腰痛,下肢凹陷性水肿,尿蛋白(++++),红细胞 0~1/HP,血浆白蛋白 22g/L,胆固醇 >8mmol/L,血尿素氮及肌酐正常。拟诊应考虑

A. 急性肾炎

B. 急性肾小球肾炎

C. 慢性肾小球肾炎

D. 紫癜性肾炎

E. 肾病综合征

87. 患者腹满而吐,食不下,自利益甚,时腹自痛,不渴。其为

A. 少阴病

B. 厥阴病

C. 霍乱

D. 太阴病

E. 阳明病

88. 患者诸肢节疼痛,身体魁羸,脚肿如脱,头眩短气,温温欲吐。治宜选用

A. 乌头汤

B. 桂枝芍药知母汤

C. 黄芪桂枝五物汤

D. 桂枝加龙骨牡蛎汤

E. 麻黄杏仁薏苡甘草汤

89. 患者呕而肠鸣,心下痞。治宜选用

A. 半夏厚朴汤

B. 厚朴温中汤

C. 半夏泻心汤

D. 厚朴七物汤

E. 苏子降气汤

90. 患者,女,20 岁。因疲乏、无力、烦躁、易激动、注意力不集中等就诊,诊断为缺铁性贫血。支持该诊断的检查结果是

A. 血清铁浓度正常

B. 总铁结合力降低

C. 转铁蛋白饱和度升高

D. 血清铁蛋白降低

E. 骨髓铁染色弱阳性

91. 患者,男,38 岁。甲亢复发。查体:轻度突眼,甲状腺弥漫性肿大,心率 120 次/分。实验室检查:$FT_3\uparrow$,$FT_4\uparrow$,$TSH\downarrow$,AST 中度升高,血白细胞 3.8×10^9/L。该患者适合的治疗措施是

A. 抗甲状腺药物治疗

B. 复方碘溶液治疗

C. 甲状腺手术治疗

D. 抗甲状腺药物 + 糖皮质激素治疗

E. 放射性 ^{131}I 治疗

92. 患者,男,45 岁。体形肥胖,无症状,健康查体时发现尿糖阳性,空腹血糖稍高,葡萄糖耐量减低。其诊断是

A. 2 型糖尿病

B. 1 型糖尿病

C. 糖尿病酮症酸中毒

D. 肾炎

E. 肾病

93. 患者温病,邪留三焦,寒热起伏,胸满腹胀,小便短少,苔腻。治宜选用

A. 达原饮

B. 小柴胡汤

C. 茯苓皮汤

D. 温胆汤

E. 大柴胡汤

94. 患者恶寒,发热,头项强痛,身体疼痛,无汗,脉浮紧。其为

A. 太阳伤寒证

B. 太阳中风证

C. 太阳蓄水证

D. 太阳阳明合病

E. 太阳阳明并病

95. 患者湿热证,恶寒发热,身重,关节疼痛,湿在肌肉,不为汗解。治宜选用

A. 滑石、大豆黄卷、茯苓皮、苍术皮、白芍、鲜荷叶、白通草、桔梗

B. 滑石、大豆黄卷、茯苓皮、苍术皮、藿香叶、鲜荷叶、白通草、桔梗

C. 滑石、佩兰、茯苓皮、苍术皮、藿香叶、竹茹、白通草、桔梗

D. 板蓝根、大豆黄卷、茯苓皮、苍术皮、白芍、鲜荷叶、白通草、桔梗

E. 滑石、大豆黄卷、茯苓皮、苍术皮、连翘、佩兰、白通草、桔梗

96. 患者,男,62 岁。慢性肺心病病史 5 年,受凉后出现咳痰量较多,伴气喘加重、下肢浮肿。关键性的治疗措施是

A. 控制肺部感染

B. 解痉平喘

C. 吸氧

D. 应用利尿剂

E. 使用洋地黄

97. 患者,男,24 岁。平素健康,酒后淋雨,数小时后出现寒战、高热,伴咳嗽、咳痰、胸痛,听诊右肺下部呼吸音减低,出现支气管呼吸音。属于

A. 肺炎链球菌肺炎

B. 肺炎支原体肺炎

C. 浸润性肺结核

D. 支气管扩张症

E. 急性肺脓肿

98. 患者夜热早凉,热退无汗,热自阴来。治宜选用

A. 黄连阿胶汤

B. 知柏地黄丸

C. 青蒿鳖甲汤

D. 当归六黄汤

E. 天王补心丹

99. 患者汗出解之后,胃中不和,心下痞硬,干噫食臭,胁下有水气,腹中雷鸣,下利。治宜选用

A. 生姜泻心汤

B. 半夏泻心汤

C. 大黄黄连泻心汤

D. 附子泻心汤

E. 甘草泻心汤

100. 患者肺胀,咳而上气,烦躁而喘,脉浮。治宜选用

A. 小青龙加石膏汤

B. 越婢加半夏汤

C. 葶苈大枣泻肺汤

D. 涤痰汤

E. 真武汤

101. 患者,男,29 岁。风湿性心脏病 15 年,平时一般活动时症状不明显。2 天来明显心悸,稍事活动即感气短,不能平卧。心电图示心房颤动,心室律完全不齐,138 次/分。拟即刻静脉给药,应给予

A. 利多卡因

B. 维拉帕米

C. 毛花苷丙

D. 普萘洛尔

E. 呋塞米(速尿)

A3 型题(102 ~ 122 题)

答题说明

以下提供若干个案例,每个案例下设 3 道考题。请根据题干所提供的信息,在每一道考题下面的 A、B、C、D、E 五个备选答案中选择一个最佳答案。

(102 ~ 104 题共用题干)

患者,男,40 岁。右上腹痛 2 个月。查体:肝肋下

3cm,脾肋下 2cm,移动浊音阳性。HBsAg 阳性。B
超检查:肝右叶有一直径 5cm 的占位性病变。

102. 该患者最可能的诊断是
    A. 肝硬化
    B. 细菌性肝脓肿
    C. 肝血管瘤
    D. 肝癌
    E. 肝包虫病

103. 该患者最适合的实验室检查是
    A. AFP
    B. γ – GT
    C. 血培养
    D. 包虫囊液皮试
    E. 血清胆红素测定

104. 对该病具有确定诊断意义的检查是
    A. B 超检查
    B. 腹部 CT 检查
    C. X 线检查
    D. 肝功能检查
    E. 肝组织活检或细胞学检查

(105 ~ 107 题共用题干)
患者,男,26 岁。6 天前发热、咽痛,应用抗生素治疗
无效。查体:颈部浅表淋巴结肿大,咽部充血,扁桃
体Ⅱ度肿大,下肢少许瘀斑。白细胞 16.6 × 10⁹/L,
原始细胞 0.60,血红蛋白 80g/L,血小板 34 × 10⁹/L。

105. 该患者最可能的诊断是
    A. 原发免疫性血小板减少症
    B. 缺铁性贫血
    C. 再生障碍性贫血
    D. 血液感染
    E. 急性白血病

106. 体检中应特别注意的体征是
    A. 睑结膜苍白
    B. 胸骨压痛
    C. 浅表淋巴结肿大
    D. 皮肤出血点
    E. 皮肤瘀斑

107. 为明确诊断应做的检查是
    A. 血小板抗体检测
    B. 血清铁蛋白检测

    C. 血沉测定
    D. 淋巴结活检
    E. 骨髓细胞学检查

(108 ~ 110 题共用题干)
患者,女,17 岁。疲乏无力、心烦易怒、怕热多汗半
年,易饿,体重下降 11kg,月经量减少,经期仅 1 ~ 2
天。查体:血压 140/70mmHg,皮肤微潮,手有微颤,
轻微眼突,甲状腺Ⅰ度弥漫性肿大,质软,无触痛。

108. 该患者最可能的诊断是
    A. 亚急性甲状腺炎
    B. 糖尿病
    C. 单纯性甲状腺肿
    D. 自主神经功能紊乱
    E. Graves 病

109. 明确诊断的主要检查是
    A. 甲状腺放射性核素扫描
    B. 垂体功能测定
    C. 血甲状腺素水平测定
    D. 口服葡萄糖耐量试验
    E. 甲状腺摄¹³¹I 试验

110. 最可能的检查结果是
    A. FT_3 及 FT_4 升高
    B. TSH 升高
    C. 甲状腺摄¹³¹I 降低
    D. 继发性垂体功能降低
    E. 血糖升高

(111 ~ 113 题共用题干)
患者,女,52 岁。症见上腹部持续性腹痛 5 天。疼
痛呈阵发性加剧,并向腰背部放射,伴发热、恶心呕
吐。查体:T 38.5℃,血压 100/70mmHg,上腹部偏左
压痛,无反跳痛,腹肌轻度紧张,血清淀粉酶正常,
肝功能及胆系酶正常。

111. 临床初步诊断为
    A. 急性胃炎
    B. 消化性溃疡
    C. 急性胆囊炎
    D. 急性胰腺炎
    E. 冠心病心绞痛

112. 确诊可进一步检查

A. 尿淀粉酶

B. 血清脂肪酶

C. 甘油三酯

D. 血清正铁白蛋白

E. 血钙

113. 正确的治疗是

A. 静脉补液量约 3500mL/d

B. 阿托品镇痛解痉

C. 增加胃酸分泌

D. 禁食、胃肠减压、使用生长抑素或生长抑素类似物

E. 静脉高营养

(114～116 题共用题干)

患者,男,67 岁。慢性咳嗽、咳痰 20 多年,活动后气急 4 年。查体:双肺散在干、湿啰音,心脏正常。血白细胞 $90 \times 10^9/L$;X 线胸片:双肺中下叶纹理增强。

114. 此患者最可能的诊断是

A. 支气管哮喘

B. 支气管扩张症

C. 慢性阻塞性肺疾病

D. 细菌性肺炎

E. 支气管内膜结核

115. 该患者做胸部 X 线检查的目的是

A. 确定诊断

B. 了解病情变化

C. 帮助判定预后

D. 疗效的客观指标

E. 鉴别诊断和确定有无并发症

116. 该患者最主要的治疗措施是

A. 支气管舒张剂应用

B. 糖皮质激素应用

C. 低流量吸氧

D. 控制感染

E. 中药治疗

(117～119 题共用题干)

患者,男,58 岁。发现高血压 10 余年,胸闷、胸痛间歇发作 2 年。经诊断为高血压病、冠心病,给予美托洛尔 12.5mg,3 次/天治疗。今日突然出现胸闷、气急,咳泡沫痰。查体:端坐体位,心率 110 次/分,双肺底部闻及湿啰音,双下肢无水肿。

117. 该患者目前的诊断为

A. 急性支气管肺炎

B. 急性左心衰竭

C. 全心衰竭

D. 急性心肌梗死

E. 变异型心绞痛

118. 目前疾患的诱发因素最可能为

A. 应用抑制心肌收缩力的药物

B. 心动过缓

C. 过劳

D. 电解质失衡

E. 急性呼吸道感染

119. 下列处理措施中最佳的是

A. 呋塞米、毛花苷丙、硝酸甘油

B. 吸氧、氨茶碱、地高辛

C. 吗啡、地塞米松、氢氯噻嗪

D. 坐位、多巴酚丁胺、普萘洛尔(心得安)

E. 哌替啶、呋塞米、阿替洛尔

(120～122 题共用题干)

患者,男,50 岁。1 年来头晕、乏力,半月来加重伴心悸、纳差、恶心,血压增高为 165/105mmHg。化验:尿蛋白(++),尿沉渣示 RBC 4～8 个/HP;血 Hb 80g/L,血肌酐 610μmol/L,BUN 25mmol/L。

120. 根据国际公认"肾脏病生存质量指导(K/DOQI)"的分期,该例慢性肾脏疾病的分期是

A. 1 期

B. 2 期

C. 3 期

D. 4 期

E. 0 期

121. 根据肾功能损害程度,该患者符合

A. 肾贮备能力下降期

B. 氮质血症期

C. 代偿期

D. 尿毒症期

E. 肾衰竭期

122. 该患者最不可能出现的电解质紊乱是

A. 低镁血症

B.低钠血症

C.低钙血症

D.高磷血症

E.低磷血症

B1 型题(123～150 题)

<table>
<tr><td>答题说明</td></tr>
<tr><td>以下提供若干组考题,每组考题共用在考题前列出的 A、B、C、D、E 五个备选答案。请从中选择一个最佳答案。某个备选答案可能被选择一次、多次或不被选择。</td></tr>
</table>

A.腹股沟淋巴结

B.右锁骨上窝淋巴结

C.左锁骨上窝淋巴结

D.颈部淋巴结

E.腋下淋巴结

123.胃癌出现淋巴结转移,常见的部位是

124.肺癌出现淋巴结转移,常见的部位是

A.呼吸困难

B.咳嗽

C.咯血

D.下垂性凹陷性水肿

E.发绀

125.左心衰竭时最早出现和最重要的症状是

126.右心衰竭时的典型体征是

A.肾

B.肺

C.脑

D.肝

E.心

127.人感染高致病性禽流感病理改变最明显的脏器是

128.流行性出血热病理改变最明显的脏器是

A.左侧气胸

B.左心室肥大

C.肺气肿

D.粘连性心包炎

E.心包积液

129.可出现抬举性心尖搏动的是

130.可出现负性心尖搏动的是

A.抗甲状腺药物治疗

B.放射性^{131}I 治疗

C.甲状腺次全切除治疗

D.β 受体阻滞剂治疗

E.甲状腺素治疗

131.妊娠期甲亢患者应选用的是

132.甲状腺Ⅲ度肿大、有吞咽困难者应选用的是

A.少尿期

B.多尿期

C.恢复期

D.发热期

E.低血压休克期

133.流行性出血热出现"三红"征的病期是

134.流行性出血热易发生高血容量综合征的病期是

A.透明管型

B.蜡样管型

C.白细胞管型

D.红细胞管型

E.脂肪管型

135.肾盂肾炎患者尿中常出现的管型是

136.急性肾炎患者尿中常出现的管型是

A.壳核出血

B.丘脑出血

C.脑桥出血

D.小脑出血

E.脑叶出血

137.脑出血患者出现交叉性瘫痪、针尖样瞳孔和昏迷,判定出血部位是

138.脑出血患者表现为眩晕、共济失调而无瘫痪,可能的出血部位是

A. 超过 2 周

B. 超过 1 个月

C. 超过 2 个月

D. 超过半年

E. 超过 1 年

139. 慢性肝炎的病程为

140. 慢性菌痢的病程为

A. ST 段下移

B. ST 段明显上抬，呈弓背向上的单向曲线

C. T 波低平

D. T 波倒置

E. 异常深而宽的 Q 波

141. 急性心肌梗死心肌损伤的心电图改变是

142. 急性心肌梗死心肌坏死的心电图改变是

A. 1500mL

B. 1000mL

C. 400mL

D. 100mL

E. 50mL

143. 上消化道出血患者，仅有黑便，估计其出血量至少为

144. 上消化道出血患者，大量呕血，收缩压 < 80mmHg，估计其出血量至少为

A. 血培养

B. 尿培养

C. 骨髓培养

D. 粪便培养

E. 玫瑰疹刮取物培养

145. 伤寒病程中阳性率最高且操作简便的实验室检查是

146. 伤寒病程中阳性率最高的实验室检查是

A. 医患关系是一种民事法律关系

B. 医患关系是道德意义较强的社会关系

C. 医患关系是一种商家与消费者的关系

D. 医患关系是包括非技术性和技术性方面的关系

E. 医患关系是患者与治疗者在诊疗和保健中所建立的联系

147. 反映医患关系本质的是

148. 概括医患关系内容的是

A. 医生的诊疗权

B. 医生的健康教育权

C. 医生的接受继续教育权

D. 医生的特殊干涉权

E. 医生对自己的保护权

149. 医生参加专业培训，学习新知识、新技能，行使的权利是

150. 医生根据患者情况对其所患疾病做出诊断、治疗，行使的权利是

A1 型题(1～28 题)

答题说明

每一道试题下面有 A、B、C、D、E 五个备选答案。请从中选择一个最佳答案。

1. 时行感冒与风热感冒的区别,关键在于
   - A. 恶寒的轻与重
   - B. 发热的轻与重
   - C. 有无咽喉肿痛
   - D. 有无流行性
   - E. 是否脉数

2. 治疗咳嗽风寒袭肺证,应首选的方剂是
   - A. 桑菊饮
   - B. 三拗汤合止嗽散
   - C. 桑杏汤
   - D. 荆防达表汤
   - E. 沙参麦冬汤

3. 足三阴经从开始部位至内踝上 8 寸的分布是
   - A. 太阴在前,厥阴在中,少阴在后
   - B. 厥阴在前,少阴在中,太阴在后
   - C. 少阴在前,太阴在中,厥阴在后
   - D. 厥阴在前,太阴在中,少阴在后
   - E. 太阴在前,少阴在中,厥阴在后

4. 心血瘀阻所致之心悸,治宜选用
   - A. 丹参饮
   - B. 桃仁红花煎
   - C. 血府逐瘀汤
   - D. 桃红四物汤
   - E. 通幽汤

5. 胸痹的主要病机是
   - A. 气滞血瘀
   - B. 寒凝气滞
   - C. 痰瘀交阻
   - D. 阳气虚衰
   - E. 心脉痹阻

6. 下列腧穴可治疗乳少的是
   - A. 养老
   - B. 少泽
   - C. 天井
   - D. 少海
   - E. 少冲

7. 头痛的辨证要点中,首要是辨
   - A. 脏腑经络
   - B. 寒热缓急
   - C. 外感内伤
   - D. 虚实缓急
   - E. 寒热虚实

8. 中风之中经络与中脏腑的区别在于
   - A. 有无神志不清
   - B. 有无后遗症
   - C. 外风与内风
   - D. 夹痰与夹瘀
   - E. 邪浅与邪深

9. 位于前正中线上,脐下 3 寸,且为小肠募穴的是
   - A. 关元
   - B. 中极
   - C. 下脘
   - D. 中脘
   - E. 梁门

10. 癫狂的病理因素主要是
    - A. 气、痰、火、瘀
    - B. 风、火、痰、瘀
    - C. 风、气、火、瘀
    - D. 风、痰、气、瘀
    - E. 风、痰、火、气

11. 下列哪项不是胃阴亏虚型胃痛的主症
    - A. 胃脘隐痛
    - B. 泛酸嘈杂
    - C. 口燥咽干
    - D. 大便干燥
    - E. 舌红少津,脉细数

12. 针刺皮肤松弛部位的腧穴,最适宜选用的进针方法是
    - A. 指切进针法
    - B. 夹持进针法

C. 舒张进针法

D. 提捏进针法

E. 单手进针法

13. 治疗外邪犯胃型呕吐的主方是

    A. 荆防败毒散

    B. 新加香薷饮

    C. 藿香正气散

    D. 半夏厚朴汤

    E. 保和丸

14. 下列哪项不是寒湿痢的主症

    A. 痢下白多赤少

    B. 胃脘饱闷

    C. 腰酸怕冷

    D. 头身困重

    E. 里急后重

15. 提插补泻法中,补法的操作手法是

    A. 轻插重提,幅度小,频率快

    B. 轻插重提,幅度小,频率慢

    C. 重插轻提,幅度大,频率快

    D. 重插轻提,幅度小,频率快

    E. 重插轻提,幅度小,频率慢

16. 阴黄的治法是

    A. 健脾和胃,温化寒湿

    B. 清热利湿,和胃醒神

    C. 清热解毒,利湿化浊

    D. 清热解毒,凉血安神

    E. 清热解毒,凉营开窍

17. 治疗瘀血内结型积证,首选的方剂是

    A. 木香顺气散

    B. 柴胡疏肝散合失笑散

    C. 八珍汤合化积丸

    D. 膈下逐瘀汤合六君子汤

    E. 六磨汤

18. 四缝穴的位置在

    A. 手 1~5 指间,指蹼缘后方赤白肉际处

    B. 手 1~4 指掌侧,指骨关节横纹中点处

    C. 手 2~5 指掌侧,近端指骨关节横纹中点处

    D. 手 1~4 指掌侧,近端指骨关节横纹中点处

    E. 手 2~5 指掌侧,掌指关节横纹中点处

19. 眩晕的发生与哪些脏腑关系密切

    A. 肺、脾、肾

    B. 心、肝、肾

    C. 肝、脾、肾

    D. 肺、胃、肾

    E. 心、脾、肾

20. 治疗齿衄胃火炽盛证,首选的方剂是

    A. 归脾汤加减

    B. 六味地黄丸合茜根散加减

    C. 加味清胃散合泻心汤加减

    D. 玉女煎加减

    E. 龙胆泻肝汤加减

21. 位于耳甲艇的后下部,即耳甲 12 区的耳穴是

    A. 盆腔

    B. 内生殖器

    C. 神门

    D. 胰胆

    E. 肝

22. 治疗内伤发热阴虚内热证,应首选的方剂是

    A. 六味地黄丸

    B. 二至丸

    C. 清骨散

    D. 青蒿鳖甲散

    E. 大补阴丸

23. 厥证的基本病机为

    A. 气虚下陷,清阳不升

    B. 阴阳失调,气机逆乱

    C. 痰随气升,上蒙清窍

    D. 失血过多,气随血脱

    E. 气机逆乱,升降乖戾

24. 下列不属于近部取穴的是

    A. 膝痛取膝眼

    B. 鼻病取迎香

    C. 耳病取听宫

    D. 眼病取睛明

    E. 胃痛取足三里

25. 治疗肝肾亏虚型痹证,应首选的方剂是

    A. 双合汤

    B. 独活寄生汤

    C. 左归丸

    D. 乌头汤

E. 白虎加桂枝汤

26. 下列哪项不是瘀血腰痛的特点

    A. 腰痛如刺

    B. 痛处喜按

    C. 痛有定处

    D. 昼轻夜重

    E. 俯仰不便

27. 治疗消渴,除相应脏腑的背俞穴外,还应主取的是

    A. 足阳明、足少阴经穴

B. 足太阴、足少阴经穴

C. 手太阴、足太阳经穴

D. 手阳明、足太阴经穴

E. 足少阳、足少阴经穴

28. 治疗热结型便秘,除取主穴外,还应加

    A. 脾俞、胃俞

    B. 气海、神阙

    C. 关元、命门

    D. 合谷、曲池

    E. 中脘、行间

A2 型题(29~75 题)

答题说明

    每一道试题是以一个小案例出现的,其下面都有 A、B、C、D、E 五个备选答案。请从中选择一个最佳答案。

29. 患者,女,45 岁。夏季发病,身热,微恶风,汗出,肢体酸重疼痛,头昏胀痛,咳嗽痰黏,鼻流浊涕,胸闷泛恶,心烦口渴,不欲多饮,舌苔薄黄而腻,脉濡数。治宜选用

    A. 藿香正气散

    B. 银翘散

    C. 川芎茶调散

    D. 玉枢丹

    E. 新加香薷饮

30. 患者,女,32 岁。气粗息涌,喉中痰鸣如吼,胸高胁胀,咳呛阵作,咳痰色黄,黏浊稠厚,咳吐不利,烦闷不安,汗出,面赤,口苦,口渴喜饮,不恶寒,舌红苔黄腻,脉滑数。治宜选用

    A. 小青龙加石膏汤

    B. 桑白皮汤

    C. 清金化痰汤

    D. 麻杏甘石汤

    E. 定喘汤

31. 患者,男,32 岁。牙痛剧烈,伴口臭,口渴,便秘,舌苔黄,脉洪。治疗应首选

    A. 风池

    B. 外关

    C. 足三里

    D. 风门

E. 内庭

32. 患者,男,40 岁。因受寒而哮喘发作,呼吸急促,喉中哮鸣,如水鸡声,咳嗽,胸膈满闷,痰少咳吐不爽,形寒怕冷,渴喜热饮,舌苔白滑,脉象浮紧。治宜选用

    A. 射干麻黄汤

    B. 三子养亲汤

    C. 苏子降气汤

    D. 小青龙汤

    E. 桂枝汤

33. 患者,女,50 岁。失眠多梦,易醒,心悸健忘,头晕目眩,肢倦神疲,饮食无味,面色少华,舌质淡,苔薄,脉细弱。治宜选用

    A. 朱砂安神丸

    B. 天王补心丹

    C. 归脾汤

    D. 酸枣仁汤

    E. 安神定志丸

34. 患者,男,45 岁。自觉心慌心烦,时息时作,健忘失眠。治疗应首选

    A. 三阴交

    B. 神门

    C. 足三里

    D. 太溪

E. 合谷

35. 患者,男,72 岁。5 年来时感眼前发黑,周围景物旋转,甚至无法站立,精神萎靡,腰酸膝软,两目干涩,耳鸣如蝉,舌红少苔,脉细数。其辨病辨证是
   A. 中风中经络之阴虚风动证
   B. 眩晕气血亏虚证
   C. 中风肝肾亏虚证
   D. 眩晕肾精不足证
   E. 厥证之血厥

36. 患者,男,28 岁。平素急躁易怒,口苦咽干。今日突然仆倒,不省人事,吼叫,四肢抽搐,口吐白沫,舌红,苔黄腻,脉数。其治法是
   A. 活血化瘀,息风通络
   B. 涤痰息风,开窍定痫
   C. 平肝潜阳,清火息风
   D. 化痰祛湿,健脾和胃
   E. 清热泻火,化痰开窍

37. 患者,女。47 岁。寐而易醒,头晕耳鸣,腰膝酸软,五心烦热,舌红,脉细数。除主穴外,还应选取
   A. 行间、侠溪
   B. 心俞、脾俞
   C. 心俞、胆俞
   D. 太溪、肾俞
   E. 足三里、内关

38. 患者,女,35 岁。平素精神比较抑郁,对事物没有兴趣。近日沉默痴呆,时时太息,喃喃自语,不思饮食,舌红苔白腻,脉弦滑。治疗应首选的方剂是
   A. 生铁落饮
   B. 逍遥散合顺气导痰汤
   C. 朱砂安神丸
   D. 癫狂梦醒汤
   E. 白金丸

39. 患者,男,45 岁。既往有胃病病史 5 年。现胃脘疼痛剧烈,如刀割样,痛有定处而拒按,面色晦暗无华,唇暗,舌暗,有瘀斑,脉涩。其治法是
   A. 消食导滞,理气和胃
   B. 温中健脾,消导和胃

C. 理气活血,化瘀止痛
D. 泄热和中,健运脾胃
E. 温中化湿,健运脾胃

40. 患者,女,40 岁。呕吐痰涎,伴头晕,胸痞,心悸,舌苔白,脉滑。治疗除取主穴外,还应加
   A. 列缺、尺泽
   B. 膻中、丰隆
   C. 曲池、外关
   D. 风池、尺泽
   E. 列缺、合谷

41. 患者,女,42 岁。既往有腹痛病史 3 年。现腹痛较剧,痛处不移,伴月经不调,舌紫暗,脉弦。其辨证是
   A. 肝气郁滞证
   B. 瘀血内停证
   C. 瘀热互结证
   D. 寒凝血瘀证
   E. 血瘀夹虚证

42. 患者,男,58 岁。下痢月余不愈,现下痢稀薄,夹有白冻,甚则滑脱不禁,腹部隐痛,口淡不渴,食少神疲,腰酸肢冷,舌淡,苔薄白,脉沉细弱。治疗应首选的方剂是
   A. 胃苓汤
   B. 理中汤
   C. 芍药汤
   D. 连理汤
   E. 真人养脏汤

43. 患者,男,50 岁。右额面部束带状刺痛 5 天,局部皮肤潮红,皮疹呈簇状水疱,排列如带状,小便黄,大便干,舌红苔薄黄,脉弦。治疗除取血海、三阴交、太冲外,还应加
   A. 曲池、合谷、大椎
   B. 外关、合谷、侠溪
   C. 尺泽、合谷、大椎
   D. 风池、合谷、膈俞
   E. 曲池、合谷、支沟

44. 患者,男,72 岁。大便艰涩,排出困难,四肢不温,腹中冷痛,腰膝酸冷,舌淡苔白,脉沉迟。治疗应首选的方剂是
   A. 润肠丸

B. 五仁丸

C. 黄芪汤

D. 济川煎

E. 更衣丸

45. 患者,女,34 岁。积块坚硬,疼痛渐重,面色萎黄,肌肉瘦削,饮食锐减,舌淡紫,无苔,脉弦细。其治法是

　　A. 理气活血,通络消积

　　B. 理气活血,祛瘀软坚

　　C. 理气活血,软坚散结

　　D. 补益气血,活血化瘀

　　E. 通滞去积,活血化瘀

46. 患者,男,38 岁。因右颌面痛 2 年被诊断为"三叉神经痛",疼痛部位以颧部、鼻翼旁为主。针刺取穴可在主穴基础上,加取

　　A. 阳白、鱼腰

　　B. 迎香、颧髎

　　C. 颊车、承浆

　　D. 颧髎、颊车

　　E. 阳白、颊车

47. 患者,男,67 岁。腹大胀满,按之如囊裹水,下肢浮肿,脘腹痞胀,得热稍舒,怯寒神倦,尿少便溏,舌苔白腻,脉缓。治疗应首选的方剂是

　　A. 实脾饮

　　B. 温脾汤

　　C. 胃苓汤

　　D. 真武汤

　　E. 附子理中丸

48. 患者,男,76 岁。眩晕耳鸣,头痛且胀,面色潮红,急躁易怒,少寐多梦,目赤口苦,便干溲赤,舌苔黄燥,脉象弦数。治疗应首选的方剂是

　　A. 天麻钩藤饮

　　B. 镇肝熄风汤

　　C. 龙胆泻肝汤

　　D. 丹栀逍遥散

　　E. 当归龙荟丸

49. 患者,女,43 岁。眩晕 2 个月,加重 1 周,昏眩欲仆,神疲乏力,面色白,时有心悸,夜寐欠安,舌淡,脉细。治疗应首选

　　A. 风池、肝俞、肾俞、行间、侠溪

B. 丰隆、中脘、内关、解溪、头维

C. 百会、上星、风池、丰隆、合谷

D. 脾俞、足三里、气海、百会

E. 百会、太阳、印堂、合谷

50. 患者,男,26 岁。初起恶寒发热,咽痛,眼睑浮肿,小便不利,经治后表虽解,但肿势未退。现症:身重困倦,胸闷,纳呆,泛恶,苔白腻,脉沉缓。其辨证是

　　A. 水湿浸渍证

　　B. 湿毒浸淫证

　　C. 湿热壅盛证

　　D. 风水相搏证

　　E. 脾阳虚衰证

51. 患者,女,25 岁。小便热涩刺痛,尿色鲜红,夹有血色,甚则尿痛尿急,舌苔黄,脉滑数。治疗应首选的方剂是

　　A. 八正散

　　B. 导赤散

　　C. 小蓟饮子

　　D. 石韦散

　　E. 知柏地黄丸

52. 患者,男,30 岁。口角歪向右侧,左眼不能闭合 2 天,左侧额纹消失。针刺治疗应选取的经脉是

　　A. 手、足少阳经

　　B. 手、足太阴经

　　C. 手、足太阳经

　　D. 手、足厥阴经

　　E. 手、足阳明经

53. 患者,女,51 岁。咳唾引痛,呼吸困难,只能右侧偏卧,右侧肋间饱满,苔薄白腻,脉弦滑。治疗应首选的方剂是

　　A. 大柴胡汤

　　B. 柴枳半夏汤加减

　　C. 椒目瓜蒌汤合十枣汤

　　D. 香砂六君子汤

　　E. 枳术丸

54. 患者,男,32 岁。恶寒发热 2 天,伴咽喉肿痛,口渴,舌苔薄黄。治疗除取主穴外,还应选取

　　A. 风门、肺俞

　　B. 外关、身柱

C. 曲池、中府

D. 阴陵泉、委中、中冲

E. 曲池、尺泽、鱼际

B. 生脉散合人参养荣汤

C. 天王补心丹合炙甘草汤

D. 人参养营汤合桃红四物汤

E. 参附汤合右归饮

55. 患者,女,36 岁。潮热盗汗,虚烦少寐,五心烦热,口渴,月经不调,舌红少苔,脉细数。其治法是

A. 养心安神敛汗

B. 清里泄热

C. 滋阴降火

D. 滋补肝肾

E. 调和营卫

56. 患者,女,33 岁。精神抑郁,易怒易哭半年,兼胸胁胀痛,舌苔薄白,脉弦。针刺治疗的配穴是

A. 通里、心俞、三阴交

B. 肝俞、肾俞、太溪、三阴交

C. 天突、照海

D. 膻中、期门

E. 行间、侠溪

57. 患者,女,55 岁。2 个月来关节肿大窜痛,屈伸不利,恶风怕冷,虽已治疗,症无改善,又增关节局部灼热,口干便燥,舌苔薄黄,脉滑稍数。治疗应首选的方剂是

A. 白虎加桂枝汤

B. 薏苡仁汤

C. 防风汤

D. 桂枝芍药知母汤

E. 犀角散

58. 患者,男,20 岁。因发热汗出,微恶风寒,头胀痛,咳嗽痰稠,口渴鼻燥,脉浮数,苔薄黄,舌尖红。针灸治疗应选取的经脉是

A. 手太阴、手阳明、足太阳经

B. 手太阴、手阳明、足少阳经

C. 手太阴、手阳明、手少阳经

D. 手太阴、手阳明、手太阳经

E. 手太阳、手阳明、足太阳经

59. 患者,男,53 岁。胸部闷痛 2 年。今日因受寒而猝然心痛如绞,心痛彻背,喘不得卧,手足不温,冷汗自出,面色苍白,苔薄白,脉沉紧。治疗应首选

A. 枳实薤白桂枝汤合当归四逆汤

60. 患者,男,18 岁。因过食生冷发生腹泻,半日已达 3 次。便常规:白细胞 0 ~ 3/HP。便质清稀,肠鸣腹痛,舌淡苔白滑。针灸取穴为

A. 天枢、阴陵泉、上巨虚、内庭

B. 天枢、阴陵泉、上巨虚、水分、神阙

C. 天枢、脾俞、足三里、三阴交、公孙

D. 天枢、脾俞、足三里、太冲

E. 天枢、脾俞、足三里、关元

61. 患者,男,27 岁。发热,头痛,鼻塞,流脓涕,咳嗽,喷嚏,咽红,口干而渴,舌红苔薄白,脉浮数。其治法是

A. 疏风肃肺

B. 疏风宣肺

C. 辛凉解表

D. 辛温解表

E. 清暑解表

62. 患者,男,45 岁。大便秘结不通,排便艰难,伴腹胀痛,身热,口干口臭,喜冷饮,舌红,苔黄,脉滑数。治疗除取主穴外,还应选取

A. 足三里、三阴交

B. 中脘、太冲

C. 神阙、关元

D. 合谷、内庭

E. 气海、脾俞

63. 患者,男,66 岁。咳嗽,气息粗促,痰多质黏色黄,咯吐不爽,胸胁胀满,咳时引痛,面赤身热,口干而黏,欲饮水,舌质红,舌苔薄黄腻,脉滑数。其证机概要是

A. 肝郁化火,上逆侮肺

B. 脾湿生痰,上渍于肺,壅遏肺气

C. 风燥伤肺,肺失清润

D. 痰热壅肺,肺失肃降

E. 风热犯肺,肺失清肃

64. 患者,女,50 岁。多饮、多食、多尿 3 年,形体消瘦。若针刺治疗,主穴除胃脘下俞外,还有

A. 合谷、天枢、上巨虚、三阴交

B. 天枢、上巨虚、阴陵泉、水分

C. 中脘、足三里、内关

D. 天枢、中脘、足三里、三阴交

E. 肺俞、脾俞、肾俞、太溪、三阴交

65. 患者,女,51岁。形肥之人,喘而胸满闷室,胸盈仰息,痰多色白质黏腻,伴纳呆口黏,苔白厚腻,脉滑。治宜用二陈汤合

A. 平胃散

B. 三子养亲汤

C. 桑杏汤

D. 苏子降气汤

E. 小青龙汤

66. 患者,女,36岁。经血淋漓不净30天,血色淡质稀薄,伴面色萎黄,神疲肢倦,舌淡,苔白,脉沉细无力。除气海、三阴交、足三里、肾俞外,还应加取

A. 肾俞、太溪

B. 然谷、太溪

C. 百会、脾俞

D. 隐白、血海

E. 隐白、地机

67. 患者,女,30岁。恶寒发热,咳嗽,咯白色黏痰,痰量日渐增多,胸痛,咳则痛甚,呼吸不利,口干鼻燥,舌苔薄黄,脉浮数而滑。其证机概要是

A. 风热犯表,热郁肌腠,卫表失和

B. 风热外袭,卫表不和,邪热壅肺

C. 气虚卫弱,风寒乘袭,气虚无力达邪

D. 外受风热,表卫失和,津液不能作汗

E. 风寒外束,卫阳被郁,腠理闭塞,肺气不宣

68. 患儿,男,5岁。睡中遗尿,精神疲乏,肢冷畏寒,舌淡,脉沉细。治疗除取膀胱的背俞穴、募穴外,还应主选

A. 足太阳、足少阴经穴

B. 足太阳、手太阴经穴

C. 足太阳、手少阳经穴

D. 任脉、足太阴经穴

E. 任脉、足太阳经穴

69. 患者,女,48岁。时常汗出,恶风,体倦乏力,周身酸楚,面白少华,舌苔薄白,脉细弱。其治法是

A. 益气固表

B. 调和营卫

C. 滋阴降火

D. 清肝泄热

E. 益气化湿

70. 患者,女,34岁。肢体关节走窜疼痛,痛无定处,时兼寒热。针灸取穴为

A. 局部穴、膈俞、血海

B. 局部穴、肾俞、关元

C. 局部穴、足三里、商丘

D. 局部穴、大椎、曲池

E. 局部穴、风池、合谷

71. 患者,女,30岁。低热,热势常随情绪波动而起伏,精神抑郁,胁肋胀满,烦躁易怒,口干而苦,纳食减少,舌红,苔黄,脉弦数。治疗应首选

A. 三仁汤

B. 丹栀逍遥散

C. 血府逐瘀汤

D. 补中益气汤

E. 清骨散

72. 患者,男,63岁。头晕目眩,甚则昏眩欲仆,伴耳鸣,腰膝酸软,遗精,舌淡,脉沉细。除风池、百会外,应加用

A. 内关、太冲、行间、侠溪、太溪

B. 内关、太冲、头维、丰隆、中脘

C. 肝俞、肾俞、足三里、脾俞、胃俞

D. 肝俞、肾俞、足三里、太溪、悬钟、三阴交

E. 头维、血海、膈俞、内关、足三里、太溪

73. 患者,女,32岁。胃痛暴作,恶寒喜暖,脘腹得温则痛减,口干不渴,喜热饮,舌苔薄白,脉弦紧。治疗应首选

A. 藿朴夏苓汤

B. 理中汤

C. 小建中汤

D. 黄芪建中汤

E. 良附丸

74. 患者,男,38岁。因夜吹风扇,晨起出现右颈项痛,转动受限,并向同侧肩部放射。针灸治疗除主穴外,还宜选取

A. 血海、膈俞、肩髃

B. 合谷、曲池、大椎

C. 风池、合谷、肩髃

D. 风池、内关、肩井

E. 大椎、束骨、天宗

75. 患者,男。65 岁。暴病耳聋 1 周,鸣声隆隆,伴畏寒,发热,脉浮。宜在听会、翳风、中渚、侠溪基础上,加取

A. 外关、合谷

B. 行间、丘墟

C. 丰隆、阴陵泉

D. 气海、足三里

E. 肾俞、肝俞

A3 型题(76~120 题)

答题说明

以下提供若干个案例,每个案例下设 3 道考题。请根据题干所提供的信息,在每一道考题下面的 A、B、C、D、E 五个备选答案中选择一个最佳答案。

(76~78 题共用题干)

患者,男,65 岁。咳嗽 20 余年,近半年来以干咳为主,伴口干咽燥,声音嘶哑,潮热,盗汗,面色潮红,舌红少津,脉细数。曾做全面检查排除肺结核、肺肿瘤。

76. 其诊断是

A. 肺痨之气阴耗伤证

B. 肺痨之阴虚火旺证

C. 肺痨之肺阴亏损证

D. 肺痨之阴阳两虚证

E. 咳嗽之肺阴亏耗证

77. 其治法是

A. 补益肺气

B. 滋阴润肺,化痰止咳

C. 补肾益气养阴

D. 健脾益气养阴

E. 益气养阴和胃

78. 治疗应首选的方剂是

A. 麦门冬汤

B. 沙参麦冬汤

C. 百合固金汤

D. 月华丸

E. 清燥救肺汤

(79~81 题共用题干)

患者,女,62 岁。因"反复胸痛 20 余年,加重 5 天"来院诊治。症见:心痛憋闷,间断发作,劳累或情绪激动后发作,每次持续 3~5 分钟,伴心悸盗汗,虚烦

不寐,腰膝酸软,头晕耳鸣,口干便秘,舌红少津,苔薄,脉促代。

79. 其辨证是

A. 心血不足证

B. 瘀阻心脉证

C. 气阴两虚证

D. 心肾阴虚证

E. 心肾阳虚证

80. 其治法是

A. 温补心阳,安神定悸

B. 振奋心阳,化气利水

C. 益气养阴,活血通脉

D. 温补阳气,振奋心阳

E. 滋阴清火,养心和络

81. 治疗应首选的方剂是

A. 生脉散合人参养荣汤加减

B. 参附汤合右归饮加减

C. 天王补心丹合炙甘草汤加减

D. 桂枝甘草龙骨牡蛎汤合桃仁红花煎加减

E. 天王补心丹合朱砂安神丸加减

(82~84 题共用题干)

患者,女,42 岁。右面部疼痛 2 年,间断发作,呈闪电样剧痛,持续数秒,痛时面部抽搐,伴流泪、有灼热感,舌红,苔薄黄,脉浮数。

82. 其诊断是

A. 面瘫

B. 面痛

C. 中风

D. 蛇串疮

E. 重症肌无力

83. 治疗应主取的经穴是

A. 局部穴和手、足阳明经穴

B. 手足厥阴、足少阳经穴

C. 足厥阴、足少阳经穴

D. 督脉、手厥阴及足太阴经穴

E. 手、足太阳经穴

84. 治疗除主穴外,还应加用的配穴是

A. 风池、列缺

B. 内关、太冲

C. 内关、足三里

D. 风池、风府

E. 风池、曲池

(85~87题共用题干)

患者,女,45岁。车祸头部受伤后出现头痛1年,经久不愈,痛处固定不移,痛如锥刺,舌紫暗,苔薄白,脉细涩。

85. 其辨证是

A. 血热头痛

B. 血瘀头痛

C. 血虚头痛

D. 血寒头痛

E. 气滞头痛

86. 其治法是

A. 活血化瘀,通窍止痛

B. 养血滋阴,活络止痛

C. 清热凉血,通络止痛

D. 温经通脉,和血止痛

E. 疏肝理气,和血止痛

87. 治疗应首选的方剂是

A. 加味四物汤

B. 桃仁红花煎

C. 血府逐瘀汤

D. 补阳还五汤

E. 通窍活血汤

(88~90题共用题干)

患者,男,76岁。素有高血压病史,今日凌晨5时起床小便,突然左侧肢体麻木,活动不利,并伴有头晕目眩,苔白腻,脉弦滑。

88. 其诊断是

A. 中风

B. 眩晕

C. 痫病

D. 癫证

E. 痉证

89. 针灸治疗应选取的主穴是

A. 百会、风池、太冲、内关

B. 百会、风池、肝俞、肾俞、足三里

C. 水沟、百会、后溪、内关、涌泉

D. 水沟、内关、三阴交、极泉、尺泽、委中

E. 水沟、十二井、太冲、丰隆、劳宫

90. 治疗除主穴外,还应选取的腧穴是

A. 颊车、合谷

B. 气海、关元

C. 丰隆、合谷

D. 足三里、照海

E. 太溪、照海

(91~93题共用题干)

患者,男,25岁。脐腹痛伴剧烈呕吐2天。病初腹痛呈阵发性加剧,曾吐出咖啡色物,已2天未进食,腹胀拒按,大便秘结,口燥咽干,冷汗自出。2年前曾做过阑尾炎手术。查体:脐旁可触及条索状肿物,舌质红,苔黄燥,脉滑数。

91. 其辨证是

A. 气滞腹痛证

B. 寒积腹痛证

C. 湿热壅滞证

D. 中阳不足证

E. 瘀血阻滞证

92. 其治法是

A. 理气止痛

B. 温中散寒,健脾和胃

C. 泄热通腑,行气导滞

D. 温补脾胃,缓急止痛

E. 活血化瘀

93. 治疗应首选的方剂是

A. 木香顺气散加减

B. 良附丸加减

C. 大承气汤加减

D. 黄芪建中汤加减

E. 少腹逐瘀汤加减

(94~96 题共用题干)

患者,男,69 岁。全身水肿,按之没指,起病缓慢,病程较长,小便短少,身体困重,胸闷,纳呆,泛恶,舌苔白腻,脉沉缓。

94. 其辨证是

A. 湿毒浸淫证

B. 风水相搏证

C. 水湿浸渍证

D. 湿热壅盛证

E. 热毒炽盛证

95. 其治法是

A. 利湿清火,消肿行水

B. 分利湿热,攻水逐饮

C. 温运脾阳,以利水湿

D. 宣肺解毒,利湿消肿

E. 运脾化湿,通阳利水

96. 治疗应首选的方剂是

A. 麻黄连翘赤小豆汤合五味消毒饮

B. 越婢加术汤

C. 实脾饮

D. 疏凿饮子

E. 五皮饮合胃苓汤

(97~99 题共用题干)

患者,男,32 岁。2 年前因从高处跌落致腰痛,至今未愈,腰部僵硬,刺痛明显,舌质淡暗,边有瘀点。

97. 其辨证是

A. 寒湿腰痛

B. 瘀血腰痛

C. 湿热腰痛

D. 肾阴虚腰痛

E. 肾阳虚腰痛

98. 治疗除取阿是穴外,还应选取的是

A. 督脉穴

B. 任脉穴

C. 足太阳经穴

D. 足少阴经穴

E. 足太阴经穴

99. 针灸治疗除主穴外,应加取的腧穴是

A. 膈俞、次髎

B. 肾俞、足三里

C. 命门、腰阳关

D. 悬钟、太冲

E. 肾俞、太溪

(100~102 题共用题干)

患者,男,36 岁,建筑工人。双膝关节反复疼痛 6 年。今年 3 月天气突然转冷,关节疼痛加剧,痛处固定,局部较冷,热敷后疼痛稍减,关节屈伸不利,舌质淡红而润,苔白而薄腻,脉弦紧。

100. 其诊断是

A. 行痹

B. 痛痹

C. 着痹

D. 热痹

E. 尪痹

101. 其治法是

A. 散寒通络,祛风除湿

B. 祛风通络,散寒除湿

C. 清热通络,祛风除湿

D. 除湿通络,祛风散寒

E. 化痰行瘀,蠲痹通络

102. 治疗应首选的方剂是

A. 薏苡仁汤

B. 防风汤

C. 乌头汤

D. 白虎加桂枝汤

E. 独活寄生汤

(103~105 题共用题干)

患者,女,20 岁。恶寒重,发热轻,无汗,鼻塞流涕,喷嚏不断,咳嗽痰白,舌淡红,苔薄白,脉浮紧。

103. 治疗应以何经穴为主

　　A. 手太阴、手阳明经穴

　　B. 手太阴、任脉经穴

　　C. 手阳明、手太阴、督脉经穴

　　D. 手阳明、足厥阴、足少阳经穴

　　E. 足阳明、足太阳经穴

104. 治疗应首选

　　A. 膻中、太渊、太溪、肾俞、大椎

　　B. 列缺、合谷、风池、大椎、太阳

　　C. 肺俞、风门、丰隆、太渊、三阴交

　　D. 天突、定喘、尺泽、膻中、列缺

　　E. 膏肓、肾俞、太溪、丰隆、合谷

105. 治疗除主穴外，还应选取的配穴是

　　A. 脾俞、足三里

　　B. 委中、曲泽

　　C. 阴陵泉、外关

　　D. 曲池、尺泽

　　E. 风门、肺俞

(106～108 题共用题干)

患者，男，50 岁。1 个月前因劳累过度出现形体倦怠，头晕泛恶，纳食不佳，厌食油腻，1 周后两目黄染，随后皮肤亦黄，黄色尚鲜明，伴胁痛，脘胀，头重如裹，小便短黄，大便稀溏，舌苔黄腻，脉濡数。

106. 其诊断是

　　A. 热重于湿型黄疸

　　B. 湿重于热型黄疸

　　C. 寒湿阻遏型黄疸

　　D. 疫毒炽盛型黄疸

　　E. 脾虚湿滞型黄疸

107. 其治法是

　　A. 健脾养血，利湿退黄

　　B. 温中化湿，健脾和胃

　　C. 清热解毒，凉血开窍

　　D. 利湿化浊运脾，佐以清热

　　E. 清热通腑，利湿退黄

108. 治疗应首选的方剂是

　　A. 茵陈五苓散

　　B. 黄芪建中汤

　　C. 茵陈术附汤

　　D. 茵陈蒿汤

　　E.《千金》犀角散

(109～111 题共用题干)

患者，男，73 岁。冠心病 15 年。因心悸、气喘入院。胸闷气短，心悸，活动后加剧，神疲乏力，自汗，面色㿠白，口唇发绀，喘息不得卧，舌淡胖，脉沉细。

109. 临床诊断是

　　A. 胸痹

　　B. 心悸

　　C. 哮病

　　D. 喘证

　　E. 心衰

110. 其辨证是

　　A. 气虚血瘀证

　　B. 气阴两虚证

　　C. 阳虚水泛证

　　D. 喘脱危证

　　E. 肝阳上亢证

111. 治疗应首选

　　A. 参附龙骨牡蛎汤

　　B. 保元汤合血府逐瘀汤

　　C. 生脉散合血府逐瘀汤

　　D. 真武汤合葶苈大枣泻肺汤

　　E. 参附汤合右归饮

(112～114 题共用题干)

患者，男，26 岁。食海鲜后皮肤出现大小不等、形状不一的风团，高起皮肤，边界清楚，色红，瘙痒，伴恶心，肠鸣泄泻，舌红，苔黄腻，脉滑数。

112. 其辨证是

　　A. 肝胆火盛证

　　B. 肝郁气滞证

　　C. 脾胃湿热证

　　D. 胃肠积热证

　　E. 风热犯表证

113. 针灸治疗应选取的主穴是

　　A. 曲泽、曲池、大椎、风门、血海

　　B. 外关、风池、合谷、膈俞、三阴交

　　C. 阿是穴、曲池、合谷、血海、膈俞

D. 曲池、合谷、血海、膈俞、委中

E. 阿是穴、相应夹脊穴

114. 除主穴外,应加取的腧穴是

    A. 阴陵泉、内庭

    B. 足三里、天枢

    C. 内关、肺俞

    D. 足三里、脾俞

    E. 风门、风池

(115～117 题共用题干)

患者,女,65 岁。胸闷重而心痛微,痰多气短,肢体沉重,形体肥胖,遇阴雨天加重,伴有心悸眩晕,纳呆便溏,咳吐痰涎,舌体胖大且边有齿痕,苔浊腻,脉滑。

115. 其辨证为

    A. 心血瘀阻证

    B. 气滞心胸证

    C. 痰浊闭阻证

    D. 寒凝心脉证

    E. 气阴两虚证

116. 其治法为

    A. 益气养阴,活血通脉

    B. 滋阴清火,养心和络

    C. 温补阳气,振奋心阳

    D. 辛温散寒,宣通心阳

    E. 通阳泄浊,豁痰宣痹

117. 治疗应首选

    A. 瓜蒌薤白半夏汤合涤痰汤加减

B. 柴胡疏肝散加减

C. 血府逐瘀汤加减

D. 枳实薤白桂枝汤合当归四逆汤加减

E. 生脉散合人参养荣汤加减

(118～120 题共用题干)

患儿,男,7 岁。睡中遗尿,白天小便频而量少,劳累后遗尿加重,面白气短,食欲不振,大便易溏,舌淡苔白,脉细无力。

118. 其辨证为

    A. 肾气不足证

    B. 肺脾气虚证

    C. 肝经郁热证

    D. 气血两虚证

    E. 脾肾阳虚证

119. 针灸治疗应选取的主穴是

    A. 关元、中极、肾俞、三阴交

    B. 关元、中极、膀胱俞、阳陵泉

    C. 气海、中极、肾俞、三阴交

    D. 关元、中极、膀胱俞、三阴交

    E. 关元、中极、次髎、三阴交

120. 治疗除主穴外,还应选取的腧穴是

    A. 神门、阴陵泉、胃俞

    B. 气海、肺俞、足三里

    C. 次髎、水道、三阴交

    D. 百会、神门、内关

    E. 关元俞、肾俞、关元

B1 型题 (121～150 题)

答题说明

以下提供若干组考题,每组考题共用在考题前列出的 A、B、C、D、E 五个备选答案。请从中选择一个最佳答案。某个备选答案可能被选择一次、多次或不被选择。

    A. 血海

    B. 少海

    C. 小海

    D. 照海

    E. 气海

    A. 脐旁 0.5 寸

    B. 脐旁 1 寸

    C. 脐旁 1.5 寸

    D. 脐旁 2 寸

    E. 脐旁 4 寸

121. 属足少阴肾经的腧穴是

122. 属足太阴脾经的腧穴是

123. 大横的定位是

124. 天枢的定位是

A.荆防败毒散

B.加减葳蕤汤

C.藿香正气散

D.桑杏汤

E.银翘散

125.治疗风热袭表型感冒,应首选的方剂是

126.治疗风寒束表型感冒,应首选的方剂是

A.疏风清肺,润燥止咳

B.宣肺清热,平肝化痰

C.清热化痰,滋阴润肺

D.肃肺化痰,化瘀通络

E.疏风清热,宣肺止咳

127.咳嗽风热犯肺证的治法是

128.咳嗽风燥伤肺证的治法是

A.针下得气后,捻转角度小,用力轻,频率慢

B.针下得气后,捻转角度大,用力重,频率快

C.进针时针尖迎着经脉循行来的方向刺入

D.进针时针尖随着经脉循行去的方向刺入

E.出针时摇大针孔而不按压

129.属于捻转补法操作手法的是

130.属于迎随泻法操作手法的是

A.心悸不安,善惊易恐

B.心悸眩晕,胸脘痞满

C.心悸而烦,善惊痰多

D.心悸眩晕,少寐健忘

E.心悸喘咳,水肿尿少

131.水饮凌心之心悸的临床特点是

132.心虚胆怯之心悸的临床特点是

A.清热泻火,化痰开窍

B.清心泻火,涤痰醒神

C.平肝息风,安神定痫

D.疏肝和胃,健脾化痰

E.清热泻火,顺气豁痰

133.痰火扰神之狂证的治法是

134.痰火扰神之痫病的治法是

A.合谷、曲池

B.太冲、中脘

C.照海、太溪

D.足三里、气海

E.神阙、关元

135.治疗便秘之气秘,应加用

136.治疗便秘之虚秘,应加用

A.枳实导滞丸

B.保和丸

C.越鞠丸合枳术丸

D.二陈平胃散

E.香砂六君子汤

137.治疗痞满饮食内停证,应首选

138.治疗痞满肝胃不和证,应首选

A.不换金正气散

B.芍药汤

C.驻车丸

D.桃花汤

E.连理汤

139.治疗痢疾之休息痢,应首选

140.治疗痢疾之湿热痢,应首选

A.申脉、丘墟、解溪

B.膝眼、梁丘、膝阳关

C.曲池、小海、天井

D.阳溪、阳池、阳谷

E.环跳、秩边、居髎

141.治疗肘部扭伤,除阿是穴外,宜选用

142.治疗髋部扭伤,除阿是穴外,宜选用

A.桑杏汤

B.柴枳半夏汤

C.桑菊饮

D.黄土汤

E.归脾汤

143.患者鼻燥衄血,口干咽燥,身热,咳嗽痰少,舌质红,苔薄,脉数。治疗应首选

144.患者喉痒咳嗽,痰中带血,口干鼻燥,身热,舌质

红、少津,苔薄黄,脉数。治疗应首选

 A. 温化

 B. 化湿邪,利小便

 C. 补虚泻实

 D. 清热润燥,养阴生津

 E. 治火,治气,治血

145. 消渴的治疗大法是

146. 黄疸的治疗大法是

 A. 龙胆泻肝汤加减

 B. 启阳娱心丹加减

 C. 柴胡疏肝散加减

 D. 归脾汤加减

 E. 赞育丸加减

147. 阳痿惊恐伤肾证的治疗应选用

148. 阳痿命门火衰证的治疗应选用

 A. 睛明治疗眼病

 B. 下脘治疗胃痛

 C. 大椎退热

 D. 合谷治疗五官病

 E. 听宫治疗耳鸣

149. 属于腧穴特殊作用的是

150. 属于腧穴远治作用的是

A1 型题(1～27 题)

1. 中医外科内治法中,温阳托毒法的代表方是
   A. 透脓散
   B. 托里消毒散
   C. 神功内托散
   D. 右归丸
   E. 桂附八味丸

2. 乳房部脓肿切开引流的正确切口选择是
   A. 乳晕旁弧形切口
   B. 乳晕处放射状切口
   C. 乳房下缘弧形切口
   D. 以乳头为中心的弧形切口
   E. 以乳头为中心的放射状切口

3. 治疗子痈气滞痰凝证的代表方剂是
   A. 小金丸
   B. 橘核丸
   C. 二陈汤
   D. 抵当丸
   E. 枸橘汤

4. 按公式计算,9 个月婴儿的正常体重约是
   A. 8kg
   B. 8.25kg
   C. 9kg
   D. 9.5kg
   E. 9.8kg

5. 治疗风寒咳嗽,应首选的方剂是
   A. 麻黄汤
   B. 桂枝汤
   C. 二陈汤
   D. 金沸草散
   E. 小青龙汤

6. 丹毒的治疗原则是
   A. 疏风清热,凉血活血
   B. 疏肝理气,泻火解毒
   C. 清利湿热,消肿止痛
   D. 凉血清热,解毒化瘀
   E. 化痰消肿,清热解毒

7. 胞宫的生理功能是
   A. 定时藏泻
   B. 主月经和生理带下
   C. 主月经、分娩胎儿、排出恶露
   D. 似脏似腑,藏泻有时
   E. 主月经和胎孕

8. 下列各项,属月经先期脾气虚证临床表现的是
   A. 经量或多或少
   B. 色淡红,质清稀
   C. 面色晦暗
   D. 腰膝酸软
   E. 头晕耳鸣

9. 崩漏的主要病机是
   A. 热伤冲任,迫血妄行
   B. 瘀血内阻,新血不守
   C. 脾虚气弱,统摄无权
   D. 冲任损伤,不能制约经血
   E. 肾气亏虚,封藏失职

10. 治疗哮喘风寒束肺证,应首选的方剂是
    A. 玉屏风散合都气丸
    B. 大青龙汤合定喘丸
    C. 麻杏甘石汤合苏葶丸
    D. 射干麻黄汤合二陈汤
    E. 小青龙汤合三子养亲汤

11. 下列哪项不属于疖的特点
    A. 色红、灼热、疼痛
    B. 突起根浅
    C. 肿势局限
    D. 范围多在 2cm 以下
    E. 易脓、易溃、易敛

12. 治疗带下过多肾阳虚证,应首选的方剂是
    A. 内补丸
    B. 完带汤
    C. 知柏地黄汤
    D. 止带方
    E. 肾气丸

13. 下列各项,属妊娠恶阻发病机理的是
    A. 肝失条达,气机郁滞

B. 冲气上逆,胃失和降

C. 脾胃虚弱,肝气偏旺

D. 重伤津液,胃阴不足

E. 痰湿内停,阻滞胃脘

14. 治疗鹅口疮心脾积热证,应首选

A. 凉膈散

B. 泻黄散

C. 清热泻脾散

D. 泻心导赤散

E. 知柏地黄丸

15. 参苓白术散治疗小儿泄泻的证候是

A. 风寒泻

B. 湿热泻

C. 伤食泻

D. 脾虚泻

E. 脾肾阳虚泻

16. 锁喉痈痰热蕴结证,治宜选用

A. 仙方活命饮

B. 普济消毒饮

C. 银翘解毒丸

D. 五味消毒饮

E. 黄连解毒汤

17. 以下哪项不是肉瘿的特点

A. 如肉之团

B. 发展缓慢

C. 柔韧而圆

D. 漫肿质软

E. 结喉一侧或两侧结块

18. 治疗失荣早期气郁痰结证,应首选

A. 和营散坚丸

B. 柴胡清肝汤

C. 桃红四物汤

D. 化痰开郁方

E. 二陈汤

19. 当归散治疗胎漏、胎动不安的适应证是

A. 肾虚证

B. 血热证

C. 气血虚弱证

D. 脾虚证

E. 血瘀证

20. 水痘的基本治疗原则是

A. 清热宣肺利湿

B. 健脾益气利湿

C. 宣肺化痰利湿

D. 益气温阳利湿

E. 清热解毒利湿

21. 下列哪项不是疥疮的临床特点

A. 好发于皮肤皱褶部位

B. 皮损初起为针头大小的丘疹或水疱

C. 幼儿可见于面部及头部

D. 全身遍布抓痕、结痂、黑色斑点和脓疱

E. 轻度瘙痒

22. 下列各项,不属于癥瘕主要病因的是

A. 气滞血瘀

B. 气虚血瘀

C. 痰湿瘀结

D. 湿热瘀阻

E. 肾虚血瘀

23. 下列各项,属放置宫内节育器适应证的是

A. 已婚育龄妇女,愿意选用而无禁忌证者

B. 妊娠

C. 重度宫颈糜烂

D. 月经紊乱

E. 生殖器肿瘤

24. 下列各项,属风痧发病特点的是

A. 口腔颊黏膜红赤,近臼齿处可见白色疹点

B. 耳后及枕部淋巴结肿大

C. 发热,咽喉红肿化脓

D. 多发于春夏二季

E. 热退疹出

25. 治疗夏季热上盛下虚证的首选方剂是

A. 六味地黄汤

B. 竹叶石膏汤

C. 金匮肾气丸

D. 温下清上汤

E. 白虎汤合生脉散

26. 下列哪项不属于闭经的病机

A. 气滞血瘀

B. 痰湿阻滞

C. 阴虚血燥

D. 气血虚弱

E. 湿毒壅盛

27. 小儿易受惊吓,原因主要是
    A. 肺脏娇嫩
    B. 脾常不足
    C. 肾常虚
    D. 心神怯弱
    E. 稚阴未长

A2 型题(28~75题)

> **答题说明**
>
> 每一道试题是以一个小案例出现的,其下面都有 A、B、C、D、E 五个备选答案。请从中选择一个最佳答案。

28. 患者,男,27 岁。1 周前因外伤出现右手食指红肿热痛,肿胀呈圆柱状,皮色光亮,关节轻度屈曲,不能伸展。现局部跳痛明显,拟切开排脓,应选择的切口部位是
    A. 指掌侧面
    B. 指掌正中
    C. 手指侧面
    D. 手指正中
    E. 食指关节处

29. 患者,女,50 岁。面部出现小结节,红肿热痛,逐渐肿大并隆起,出现脓栓。其诊断是
    A. 疖
    B. 痈
    C. 疽
    D. 丹毒
    E. 痰核

30. 患者,女,23 岁。月经量少,色暗淡,质清稀,腰膝酸软,头晕耳鸣,足跟痛,夜尿多,舌淡,脉沉弱。其辨证是
    A. 虚寒证
    B. 血虚证
    C. 气滞证
    D. 血瘀证
    E. 肾虚证

31. 患儿,女,出生后 2 天。体温低于 35℃,四肢发凉,肌肤硬肿,难以捏起,臀、小腿、臂、面颊硬肿,色暗红、青紫,哭声较低,精神萎靡,反应尚可,气息微弱,指纹紫滞。其辨证是
    A. 寒凝血涩证
    B. 阳气虚衰证
    C. 脾肾虚衰证
    D. 肺脾气虚证
    E. 气滞血瘀证

32. 患儿,男,3 岁。2 天来发热恶风,咳嗽频频,气急鼻扇,涕泪俱无,喉中痰鸣,舌红苔黄,脉浮数而滑。其辨证是
    A. 痰热咳嗽
    B. 风热咳嗽
    C. 痰热闭肺
    D. 风热闭肺
    E. 热性哮喘

33. 患者,男,50 岁。1 周前项后发际处突发一肿块,红肿热痛,渐渐加剧,其后出现多个粟米样脓头,部分溃破溢脓。其治法是
    A. 凉血祛风,行瘀通络
    B. 凉血清热,解毒利湿
    C. 和营托毒,清热利湿
    D. 清热解毒,活血通络
    E. 养阴清热,托毒透邪

34. 患者,女,18 岁。经常经期提前 1 周,量多,色紫红,质稠有块,经前乳房、胸胁、少腹胀痛,烦躁易怒,舌红,苔黄,脉弦数。其辨证是
    A. 肝郁血热证
    B. 阳盛血热证
    C. 阴虚血热证
    D. 肾气虚证
    E. 脾气虚证

35. 患者,女,34 岁。月经停闭数月,小腹冷痛拒按,得热则痛缓,形寒肢冷,面色青白,舌紫暗,苔白,脉沉紧。治疗应首选的方剂是
    A. 人参滋血汤
    B. 温经汤(《妇人大全良方》)
    C. 参芪四物汤
    D. 参苓白术散
    E. 举元煎

36. 患者,女,24 岁。月经 7 个月未行,乳房胀痛,精

神抑郁,少腹胀痛拒按,烦躁易怒,舌紫暗,有瘀点,脉沉弦而涩。其治法是

A. 补肾益气,调理冲任

B. 补肾疏肝,理气活血

C. 滋阴养阴,调理冲任

D. 疏肝清热,活血调经

E. 理气活血,祛瘀通经

37. 患儿,男,7 岁。喉核赤肿,咽喉疼痛,吞咽不利,发热重,鼻塞流涕,头痛身痛,舌红,苔薄黄,脉浮数。其治法是

A. 疏风清热,利咽消肿

B. 清热解毒,利咽消肿

C. 养阴润肺,软坚利咽

D. 清热解毒,软坚散结

E. 利咽消肿,活血化瘀

38. 患者,女,45 岁。双乳肿块疼痛 10 余年,平素体弱,神疲倦怠,短气乏力,腰膝酸软,畏寒肢冷,月经失调。查体:双乳腺体增厚,于多个象限可触及片块结节,质韧,活动可,与皮肤无粘连,压痛,乳头有少量清水样溢液,舌淡苔白,脉沉细。其诊断是

A. 乳癖冲任失调证

B. 乳疬肝郁痰凝证

C. 乳岩正虚毒恋证

D. 乳核血瘀痰凝证

E. 乳癖肝肾不足证

39. 患者,女,48 岁。颈前肿物,生长迅速,质地较硬,轻度疼痛,表面不平,推之不动,声音嘶哑,随吞咽活动减弱,同位素[131]I 扫描显示为冷结节。应首选的治疗措施是

A. 中药外敷

B. 中药内服

C. 中药内服、外敷

D. 中药内服、外敷、熏洗

E. 手术治疗

40. 患者,女,28 岁,已婚。停经45 天,1 周前查尿妊娠试验阳性。近 2 天恶心、呕吐酸水、恶闻油腻,口干口苦,胸满胁痛,舌淡红,苔微黄,脉弦滑。治疗应首选的方剂是

A. 香砂六君子汤

B. 橘皮竹茹汤

C. 左金丸

D. 小半夏加茯苓汤

E. 加味温胆汤

41. 患者,女,26 岁,已婚。妊娠 37 天,阴道少量出血 3 天,色淡红,质稀薄,小腹空坠且痛,神疲肢倦,舌淡,苔薄白,脉细弱略滑。治疗应首选的方剂是

A. 胎元饮

B. 保阴煎

C. 桂枝茯苓丸合寿胎丸

D. 滋肾育胎丸

E. 寿胎丸

42. 患儿,女,2 岁。起病 1 天,发热,口颊、齿龈见多个溃疡点,周围焮红,口臭流涎,舌红,苔黄。治疗应首选的方剂是

A. 导赤散

B. 泻黄散

C. 清胃散

D. 凉膈散

E. 银翘散

43. 患者,女,45 岁。瘿痈患者,局部疼痛明显,伴恶寒发热,头痛口干,脉浮数。其辨证是

A. 肝郁气滞证

B. 风热痰凝证

C. 血瘀化热证

D. 痰瘀内结证

E. 气滞痰凝证

44. 患者,女,24 岁,已婚。产后 4 周,恶露不止,量多,色淡红,质稀,小腹空坠,面色白,舌淡,脉缓弱。治疗应首选的方剂是

A. 归脾汤

B. 补中益气汤

C. 圣愈汤

D. 人参养荣汤

E. 参附汤

45. 患儿,女,6 岁。近 3 个月来食欲不振,食而乏味,多食则胸脘痞闷,嗳气泛恶,精神如常,二便调,舌淡红,苔薄腻。其病机是

A. 脾胃气虚

B. 脾为湿困

C. 乳食积滞

D.脾失健运

E.脾胃阴虚

46.患儿,男,10岁。身体消瘦,上课注意力不能集中,多动但不暴躁,言语冒失,做事有头无尾,睡眠不实,记忆力差,伴自汗盗汗,偏食纳少,面色无华,舌质淡,苔薄白,脉虚弱。治疗应首选的方剂是

A.八珍汤

B.二陈汤合黄连温胆汤

C.杞菊地黄丸

D.归脾汤合甘麦大枣汤

E.孔圣枕中丹

47.患儿,男,3岁。筋骨痿弱,发育迟缓,坐、立、行走、牙齿的发育均晚于同龄小儿,颈项痿软,目无神采,夜卧不安,舌淡,苔少。其辨证是

A.脾肾气虚证

B.痰瘀阻滞证

C.肝肾亏损证

D.心脾两虚证

E.肾阳亏虚证

48.患者,男,48岁。肩背皮肤浅层肿块,与皮肤粘连,瘤体表面中心有黑色粗大毛孔,挤压时有臭脂浆溢出。其诊断是

A.脂瘤

B.肉瘤

C.流痰

D.血瘤

E.筋瘤

49.患者,女,36岁,已婚。产后乳汁少甚或全无,乳汁稀薄,乳房柔软,无胀感,面色少华,倦怠乏力,舌淡苔薄白,脉细弱。治疗应首选的方剂是

A.下乳涌泉散

B.通乳丹

C.漏芦散

D.八珍汤

E.补中益气汤

50.患者,女,29岁,已婚。婚久不孕,月经常提前,经量少,行经时间延长,经色较鲜红,形体消瘦,腰膝酸软,五心烦热,失眠多梦,肌肤失润,舌质稍红,略干,苔少,脉细。治疗应首选的方剂是

A.左归丸

B.六味地黄丸

C.养精种玉汤

D.育阴汤

E.加减苁蓉菟丝子丸

51.患儿,女,6岁。发热轻微,鼻塞流涕,喷嚏,咳嗽,起病后1~2天出皮疹,疹色红润,疱浆清亮,根盘红晕,皮疹瘙痒,分布稀疏,此起彼伏,以躯干为多,舌苔薄白,脉浮数。其病机是

A.邪伤肺卫

B.邪伤肺胃

C.邪炽气营

D.邪炽心肝

E.邪伤肺肾

52.患儿,男,10岁。10天前患传染性单核细胞增多症。现发热缠绵,面目发黄,四肢困倦无力,胃脘胀满,恶心,呕吐,肝脾肿大,舌红苔黄腻,脉濡数。治疗应首选的方剂是

A.参苓白术散

B.七味白术散

C.甘露消毒丹

D.黄芪桂枝五物汤

E.青蒿鳖甲汤合清络饮

53.患者,女,36岁。两大腿内侧有钱币形红斑2枚,自觉瘙痒,边界清楚,中央有自愈趋向,多在夏季加重。其诊断是

A.紫白癜风

B.圆癣

C.多形性红斑

D.牛皮癣

E.肥疮

54.患者,女,56岁。患湿疮10余年,皮损反复发作,足背及双肘部暗红斑快,粗糙肥厚,消退后留有色素沉着,剧痒难忍,遇热瘙痒加重。近日口干不欲饮,纳差,腹胀,舌淡,苔白,脉弦细。其辨证是

A.血虚风燥证

B.脾虚湿蕴证

C.湿热蕴肤证

D.气滞血瘀证

E.湿热浸淫证

55.患者,女,18岁。两小腿皮肤炎症急性阶段,大

量渗液且红肿。外治剂宜用

A. 洗剂

D. 粉剂

C. 溶液湿敷

D. 油剂

E. 软膏

56. 患者,女,32 岁。月经提前 10 余天,量多,经色淡红,质清稀,神疲肢倦,气短懒言,小腹空坠,纳少便溏,舌淡红,苔薄白,脉细弱。其治法是

A. 益气养血,止血调经

B. 补益脾气,调经生血

C. 补益脾肾,摄血调经

D. 补益肾气,固冲调经

E. 补脾益气,摄血调经

57. 患儿,男,9 天。诊断为胎怯。症见肌肉瘠薄,痿软无力,吮乳量少,呛乳溢乳,大便稀薄,目肤黄染。其病机是

A. 心虚

B. 肺虚

C. 肝虚

D. 脾虚

E. 肾虚

58. 患者头面部可见淡红色斑片,头皮瘙痒,头屑多,毛发干枯脱落,伴口干口渴,大便干燥,舌质偏红,舌苔薄白,脉细数。其证候是

A. 血热内蕴证

B. 风热血燥证

C. 肠胃湿热证

D. 心肾不交证

E. 血虚风燥证

59. 患者,女,28 岁。产后乳房胀痛,位于乳房外上方,皮肤焮红,肿块形似鸡卵,压痛明显,按之中软,有波动感,伴壮热口渴。切开引流的部位及切口应是

A. 循乳络方向作放射状切口

B. 乳晕旁弧形切口

C. 脓肿处作切口

D. 以乳头为中心的弧形切口

E. 脓肿波动明显处作切口

60. 患者,女,25 岁。月经周期延后,量正常,色暗红,有血块,小腹胀痛,胸胁乳房胀痛,舌质正

常,苔薄白,脉弦。治疗应首选

A. 逍遥散

B. 血府逐瘀汤

C. 少腹逐瘀汤

D. 柴胡疏肝散

E. 乌药汤

61. 患儿,男,5 岁。咳嗽 4 天,咳声重浊,痰多壅盛,色白清稀,胸闷纳呆,困倦乏力,舌淡红,苔白腻,脉滑。其治法是

A. 健脾补肺,益气化痰

B. 燥湿化痰,宣肺止咳

C. 疏风散寒,宣肺止咳

D. 滋阴润燥,养阴清肺

E. 疏风清肺,润燥止咳

62. 患儿,男,3 个月。形体瘦弱,两颧发红,口腔内有散在白屑,周围红晕不著,手足心热,舌红,苔少,指纹紫。其治法是

A. 清泻胃火

B. 清心泻脾

C. 清心泻热

D. 滋阴增液

E. 滋阴降火

63. 患者,女,20 岁。结喉两侧弥漫性肿大,边界不清,皮色如常,无疼痛,诊为气瘿。治疗应首选

A. 海藻玉壶汤

B. 四海舒郁丸

C. 柴胡清肝汤

D. 逍遥散

E. 十全流气饮

64. 患者,女,23 岁。带下量多,赤白相兼,质稠,有气味,阴部灼热感,腰酸腿软,头晕耳鸣,五心烦热,咽干口燥,烘热汗出,失眠多梦,舌质红,苔少,脉细数。其证候是

A. 肾阳虚证

B. 阴虚夹湿证

C. 湿热下注证

D. 脾虚证

E. 热毒蕴结证

65. 患者,女,27 岁。妊娠 6 月,腹部增大异常,胸膈满闷,呼吸短促,小便短少,舌淡胖,苔白,脉沉滑无力。其治法是

A.逐水消肿,养血安胎

B.疏肝健脾,逐水消肿

C.理气行滞,除湿消肿

D.温肾健脾,泻肺利水

E.健脾利水,养血安胎

66.患者,女,19岁,未婚。月经提前,量少、色红、质黏稠,伴手足心热,两颧潮红,舌红少苔,脉细数。治疗应首选

A.大补元煎

B.丹栀逍遥散

C.清经散

D.保阴煎

E.两地汤

67.患儿,男,2岁。夜间睡眠不安,常见啼哭,哭声较响,哭时面赤唇红,烦躁不宁,身腹俱暖,大便秘结,小便短赤,舌尖红,苔薄黄,指纹紫。其治法是

A.温脾散寒,行气止痛

B.定惊安神,补气养心

C.调和肝胃,健脾益气

D.清心导赤,泻火安神

E.安神定志,清热除烦

68.患者,男,65岁。动则气急,欲便无力,排便时有肿物自肛门内脱出,严重时走路、咳嗽均有脱出,需手助复位,伴有少量出血,舌淡苔薄,脉细。其诊断是

A.Ⅰ期内痔

B.Ⅱ期内痔

C.Ⅲ期内痔

D.肛乳头肥大

E.炎性混合痔

69.患者,女,27岁,已婚。妊娠70天,阴道下血,色鲜红,腰腹坠胀作痛,手足心热,口干心烦,小便黄,大便秘结,舌红苔黄,脉滑数。治疗应首选

A.清经散

B.两地汤

C.寿胎丸

D.保阴煎

E.胎元饮

70.患者,女,45岁。月经不规律8个月,现阴道出血40天,量时多时少,近3天量极多、色淡、质

稀,伴气短神疲,面浮肢肿,舌淡苔薄白,脉缓弱。治疗应首选

A.举元煎

B.补中益气汤

C.固本止崩汤

D.清热固经汤

E.保阴煎

71.患儿,男,4岁。入夏后体温渐高,发热持续,气温越高,体温越高,皮肤灼热,汗少,口渴欲饮,小便频数,烦躁,口唇干燥,舌质稍红,苔薄黄,脉数。治疗应首选

A.王氏清暑益气汤

B.温下清上汤

C.白虎汤

D.竹叶石膏汤

E.香薷饮

72.患儿,男,3岁。发热第4天,细小红色疹点自耳后发际起,发展至面、颈、躯干、四肢,咳嗽声重,有如犬吠,声音嘶哑,咽喉肿痛,舌红苔黄腻。治疗应首选

A.清咽下痰汤

B.清金化痰汤

C.竹沥达痰丸

D.解肌透痧汤

E.化斑解毒汤

73.患者,女,42岁。因劳累后唇缘、口角处见群集的小水疱,灼热瘙痛,周身不适,心烦郁闷,大便干,小便黄,舌红,苔黄,脉弦数。治宜选用

A.龙胆泻肝汤

B.五味消毒饮

C.黄连解毒汤

D.导赤散

E.辛夷清肺饮合竹叶石膏汤

74.患儿,男,1岁。发热1天,全身见散在细小淡红色皮疹,喷嚏、流涕,偶有咳嗽,精神不振,胃纳欠佳,耳后臀核肿大,咽红,舌苔薄白。其诊断是

A.麻疹

B.奶麻

C.风疹

D.丹痧

E.水痘

75. 患者,男,55 岁。突然腰腹胀痛,疼痛向外阴部放射,尿频,尿急,尿黄赤,舌暗红,有瘀斑,脉弦,诊断为尿石症。治宜选用

A. 三金排石汤

B. 金铃子散加石韦散加减

C. 小蓟饮子

D. 八正散

E. 济生肾气丸

A3 型题(76~120 题)

答题说明

以下提供若干个案例,每个案例下设 3 道考题。请根据题干所提供的信息,在每一道考题下面的 A、B、C、D、E 五个备选答案中选择一个最佳答案。

(76~78 题共用题干)

患者,女,40 岁,慢性肾病,病程日久,平素头发焦黄,发病时呈大片均匀脱落;伴头昏,耳鸣,目眩,腰膝酸软;舌质淡,舌苔薄,脉细。

76. 其辨病为

A. 癣

B. 黄水疮

C. 白疕

D. 白屑风

E. 油风

77. 其辨证为

A. 血虚风燥证

B. 气滞血瘀证

C. 血热风燥证

D. 气血两虚证

E. 肝肾不足证

78. 治疗宜选用

A. 八珍汤

B. 大补阴丸

C. 通窍活血汤

D. 六味地黄汤

E. 七宝美髯丹

(79~81 题共用题干)

患者,女,32 岁,未婚。初次月经 13 岁,经期错后,量少,色淡质稀,小腹隐痛,喜热喜按,腰酸无力,小便清长,舌淡,苔白,脉迟无力。

79. 其诊断是

A. 月经后期虚寒证

B. 月经后期气虚证

C. 月经后期肝郁证

D. 月经后期肾虚证

E. 月经后期实寒证

80. 其治法是

A. 扶阳祛寒调经

B. 补血益气调经

C. 补血养营调经

D. 温经散寒调经

E. 理气行滞调经

81. 治疗应首选

A. 当归地黄饮

B. 温经汤(《妇人良方大全》)

C. 大补元煎

D. 温经汤(《金匮要略》)

E. 艾附暖宫丸

(82~84 题共用题干)

患儿,女,9 岁。罹患心肌炎 2 周,寒热起伏,胸闷憋气,心悸气短,肌肉酸痛,腹痛腹泻,倦怠乏力,恶心欲吐,舌质红,苔黄腻,脉濡数。

82. 其辨证为

A. 风热犯心

B. 湿热侵心

C. 气阴亏虚

D. 心阳虚弱

E. 痰瘀阻络

83. 其治法是

A. 豁痰化瘀,宁心通络

B. 清热解毒,宁心复脉

C. 清热化湿,宁心复脉

D. 益气养阴,宁心复脉

E. 温振心阳,宁心复脉

84. 治疗应首选

　　A. 桂枝甘草龙骨牡蛎汤

　　B. 瓜蒌薤白半夏汤合失笑散

　　C. 银翘散

　　D. 葛根黄芩黄连汤

　　E. 炙甘草汤合生脉散

(85～87 题共用题干)

患者,女,25 岁。乳房肿块随喜怒消长,伴有胸闷胁胀,善郁易怒,失眠多梦,心烦口苦。苔薄黄,脉弦滑。

85. 其诊断为

　　A. 乳癖

　　B. 乳发

　　C. 乳痨

　　D. 乳痈

　　E. 乳核

86. 其辨证为

　　A. 肝气郁结证

　　B. 血瘀痰凝证

　　C. 气血两亏证

　　D. 肝郁痰凝证

　　E. 冲任失调证

87. 治疗应首选

　　A. 左归丸

　　B. 开郁散

　　C. 逍遥蒌贝散

　　D. 二仙汤合四物汤

　　E. 六味地黄汤

(88～90 题共用题干)

患者,女,25 岁。产后 23 天,乳汁排出不畅,乳房局部疼痛,肿胀,结块直径 2cm,皮色微红,身冷,发热,头痛骨楚,口渴,便秘,舌苔薄,脉数。

88. 其诊断是

　　A. 乳癖

　　B. 乳发

　　C. 乳痨

　　D. 乳痈

　　E. 乳核

89. 其辨证是

　　A. 热毒炽盛证

　　B. 气滞热壅证

　　C. 冲任失调证

　　D. 正虚毒恋证

　　E. 肝郁痰凝证

90. 治疗应首选的方剂是

　　A. 瓜蒌牛蒡汤

　　B. 透脓散

　　C. 二仙汤

　　D. 逍遥蒌贝散

　　E. 托里消毒散

(91～93 题共用题干)

患者,女,30 岁。已婚。平素月经周期尚可,月经量少、色暗质稀,2 天即净,时常头晕眼花,耳鸣,精神不振,伴腰酸乏力,足跟痛,夜尿多,舌淡脉沉弱。

91. 其诊断是

　　A. 月经先后无定期

　　B. 绝经前后诸证

　　C. 月经后期

　　D. 月经过多

　　E. 月经过少

92. 其治法是

　　A. 益气养阴调经

　　B. 活血化瘀调经

　　C. 化瘀燥湿调经

　　D. 补肾益精,养血调经

　　E. 养血益气调经

93. 治疗应首选

　　A. 二陈加芎归汤

　　B. 滋血汤

　　C. 归肾汤

　　D. 桃红四物汤

　　E. 苍附导痰丸

(94～96 题共用题干)

患者,女,25 岁,已婚。近半年经来无期,经量时多时少,经期延长或时出时止。此次停经 2 个月后突然月经量多如泉涌,经色暗,有血块,伴小腹疼痛或胀痛,舌质紫暗,舌尖有瘀点,脉弦细或涩。

94. 其诊断是

　　A. 虚热型崩漏

　　B. 肾阳虚型崩漏

C.脾虚型崩漏

D.血瘀型崩漏

E.实热型崩漏

95.其治法是

A.活血化瘀,固冲止血

B.清热凉血,固冲止血

C.养阴清热,固冲止血

D.温肾益气,固冲止血

E.补气摄血,固冲止崩

96.治疗应首选的方剂是

A.上下相资汤

B.逐瘀止血汤

C.清热固经汤

D.固本止崩汤

E.右归丸

(97～99题共用题干)

患儿,女,5岁。大便干结,排便困难,面赤身热,腹胀痛,小便短赤,口干口臭,舌质红,苔黄燥,脉滑实,指纹紫滞。

97.其辨证是

A.阴虚秘

B.热秘

C.气秘

D.气虚秘

E.阳虚便秘

98.其治法是

A.消积导滞通便

B.理气导滞通便

C.益气润肠通便

D.清热润肠通便

E.养血润肠通便

99.治疗应首选

A.枳实导滞丸加减

B.六磨汤加减

C.黄芪汤加减

D.润肠丸加减

E.麻子仁丸加减

(100～102题共用题干)

患儿,女,9个月。1个月前患肺炎一直未愈。现干咳少痰,微喘,低热盗汗,口唇干燥,大便干结,舌红

苔花剥,指纹淡紫显于气关。

100.其辨证是

A.肺脾阴虚证

B.营卫失调证

C.肺肾阴虚证

D.肺脾气虚证

E.阴虚肺热证

101.其治法是

A.养阴润肺,益气健脾

B.调和营卫,益气固表

C.养阴清热,敛肺止咳

D.养阴清肺,润肺止咳

E.补脾益气,健脾化痰

102.治疗应首选的方剂是

A.生脉散

B.沙参麦冬汤

C.麦味地黄丸

D.人参五味子汤

E.黄芪桂枝五物汤

(103～105题共用题干)

患者,女,35岁。结喉正中偏左有一半圆形包块,初起如雀蛋大,现如鸡蛋大,边界清楚,表面光滑,皮色如常,能随吞咽上下移动,苔薄腻,脉弦滑。

103.其诊断是

A.气瘿

B.肉瘿

C.筋瘿

D.瘿痈

E.石瘿

104.其治法是

A.理气解郁,化痰软坚

B.化痰软坚,开郁行瘀

C.疏风清热,化痰解郁

D.疏肝清热,化痰消肿

E.疏肝理气,解郁消肿

105.治疗应首选的方剂是

A.丹栀逍遥散

B.四海舒郁丸

C.海藻玉壶汤

D.牛蒡解肌汤

E.柴胡清肝饮

(106~108题共用题干)

患者,女,32岁。双小腿红斑、丘疹、糜烂、渗液、瘙痒5天,伴心烦口渴,身热不扬,便秘,溲赤,舌质红,苔黄腻,脉滑。

106. 其诊断是

　　A. 接触性皮炎

　　B. 丹毒

　　C. 牛皮癣

　　D. 瘾疹

　　E. 湿疮

107. 其辨证是

　　A. 热毒炽盛证

　　B. 湿热蕴肤证

　　C. 血虚风燥证

　　D. 脾虚湿蕴证

　　E. 风热蕴肤证

108. 治疗应首选的方剂是

　　A. 五味消毒饮

　　B. 当归饮子

　　C. 萆薢渗湿汤

　　D. 除湿胃苓汤

　　E. 消风散

(109~111题共用题干)

患者,女,30岁,已婚。妊娠8个月,面目肢体浮肿,皮薄而光亮,伴胸闷,气短懒言,口淡而腻,食欲不振,大便溏薄,舌质胖嫩,苔白润,边有齿痕,脉缓滑。

109. 其辨证是

　　A. 气血虚弱证

　　B. 脾虚肝旺证

　　C. 气滞证

　　D. 肾虚证

　　E. 脾虚证

110. 其治法是

　　A. 调补气血

　　B. 健脾利水

　　C. 补肾温阳,化气利水

　　D. 理气行滞,除湿消肿

　　E. 健脾化湿,平肝潜阳

111. 治疗应首选的方剂是

　　A. 八珍汤

　　B. 白术散

　　C. 真武汤

　　D. 半夏白术天麻汤

　　E. 正气天香散

(112~114题共用题干)

患者,女,28岁,已婚。结婚2年多未孕,月经2~3个月一潮,量少,色淡,面色晦暗,腰膝酸软,性欲冷淡,小腹冷,带下量多,夜尿多,舌质淡暗,苔白,脉沉细。

112. 其诊断是

　　A. 肾气虚型不孕症

　　B. 肾阳虚型不孕症

　　C. 肾阴虚型不孕症

　　D. 痰湿内阻型不孕症

　　E. 肝气郁结型不孕症

113. 其治法是

　　A. 温肾暖宫,调补冲任

　　B. 燥湿化痰,理气调经

　　C. 活血化瘀调经

　　D. 疏肝理血调经

　　E. 滋阴养血调经

114. 治疗应首选的方剂是

　　A. 启宫丸

　　B. 养精种玉汤

　　C. 开郁种玉汤

　　D. 温胞饮

　　E. 毓麟珠

(115~117题共用题干)

患儿,女,5岁。面色少华,不思饮食,食而无味,拒进饮食,迫食后恶心、呕吐,脘腹作胀,形体偏瘦,精神状态一般正常,大小便正常,舌苔白。

115. 其辨证是

　　A. 脾失健运证

　　B. 脾胃阴虚证

　　C. 脾胃气虚证

　　D. 乳食内积证

　　E. 脾虚夹积证

116. 其治法是

　　A. 调和脾胃,运脾开胃

　　B. 消乳化食,和中导滞

C. 健脾益气,佐以助运

D. 滋脾养胃,佐以助运

E. 健脾助运,消食化滞

117. 治疗应首选的方剂是

A. 保和丸

B. 健脾丸

C. 不换金正气散

D. 益胃汤

E. 参苓白术散

(118~120 题共用题干)

患儿,男,5 岁。持续高热 4 天,烦躁不安,咳嗽流涕,双眼红赤,羞明流泪,耳后发际处可见红色细小疹点,继而头面部渐渐增多,摸之碍手,压之褪色,大便干结,小便短少,舌红,苔黄腻,脉数有力。

118. 其诊断是

A. 水痘

B. 风痧

C. 丹痧

D. 麻疹

E. 奶麻

119. 其辨证是

A. 邪入肺胃证

B. 邪侵肺卫证

C. 邪炽气营证

D. 邪入气营证

E. 毒透肌肤证

120. 治疗应首选的方剂是

A. 解肌透痧汤

B. 养阴清肺汤

C. 清解透表汤

D. 透疹凉解汤

E. 清胃解毒汤

B1 型题(121~150 题)

答题说明

以下提供若干组考题,每组考题共用在考题前列出的 A、B、C、D、E 五个备选答案。请从中选择一个最佳答案。某个备选答案可能被选择一次、多次或不被选择。

A. 痈

B. 瘰疬

C. 流痰

D. 有头疽

E. 红丝疔

121. 易发生内陷的疾病是

122. 可发生走黄的疾病是

A. 阳和汤

B. 生脉散合海藻玉壶汤

C. 柴胡疏肝散

D. 逍遥散合海藻玉壶汤

E. 牛蒡解肌汤

123. 治疗肉瘿气阴两虚证,首选

124. 治疗肉瘿气滞痰凝证,首选

A. 癥瘕

B. 不孕症

C. 痛经

D. 带下病

E. 外阴炎

125. 可用坐浴法治疗的疾病是

126. 可用阴道纳药法治疗的疾病是

A. 半夏白术天麻汤

B. 通窍活血汤

C. 川芎茶调散

D. 羚角钩藤汤

E. 镇肝熄风汤

127. 经行头痛肝火证,治疗应首选

128. 经行头痛血瘀证,治疗应首选

A. 自汗为主,头部、肩背部明显

B. 自汗为主,遍身汗出,畏寒怕风

C. 盗汗为主,手足心热

D. 自汗或盗汗,头部、四肢为多

E. 盗汗为主,遍身汗出

129. 肺卫不固型汗证的主症是

130. **营卫失调型汗证的主症是**

    A. 银翘散

    B. 清瘟败毒饮

    C. 白虎汤

    D. 新加香薷饮

    E. 凉膈散

131. **治疗皮肤黏膜淋巴结综合征卫气同病证,应首选**

132. **治疗皮肤黏膜淋巴结综合征气营两燔证,应首选**

    A. 金锁固精丸

    B. 济生肾气丸

    C. 真武汤

    D. 附桂八味丸

    E. 调元肾气丸

133. **治疗慢性前列腺炎肾阳虚损证,应首选**

134. **治疗前列腺增生症肾阳不足证,应首选**

    A. 萆薢渗湿汤

    B. 知柏地黄汤

    C. 消风散

    D. 丹栀逍遥散

    E. 托里消毒散

135. **治疗阴痒肝经湿热证,应首选的方剂是**

136. **治疗阴痒肝肾阴虚证,应首选的方剂是**

    A. 人参五味子汤

    B. 沙参麦冬汤

    C. 参附龙牡救逆汤

    D. 四君子汤

    E. 玉屏风散

137. **治疗肺炎喘嗽肺脾气虚证,应首选**

138. **治疗顿咳恢复期肺脾气虚证,应首选**

    A. 硫黄软膏

    B. 青黛膏

    C. 黄连膏

    D. 黄柏霜

    E. 硼酸水

139. **儿童干性湿疮的外治,应选用**

140. **成人慢性湿疮的外治,应选用**

    A. 麻黄桂枝各半汤

    B. 消风散

    C. 防风通圣散

    D. 当归饮子

    E. 二仙汤

141. **治疗瘾疹血虚风燥证,应首选**

142. **治疗瘾疹胃肠湿热证,应首选**

    A. 脾胃虚弱

    B. 脾虚痰湿

    C. 肝胃不和

    D. 肝经湿热

    E. 肝郁脾虚

143. **恶阻,口淡,呕吐清涎者,多为**

144. **恶阻,口苦,呕吐酸水或苦水者,多为**

    A. 逍遥散

    B. 香砂六君子汤

    C. 四君子汤

    D. 八珍汤

    E. 四物汤

145. **子晕气血虚弱证,治疗应首选**

146. **妊娠恶阻脾胃虚弱证,治疗应首选**

    A. 2 月龄

    B. 4 月龄

    C. 6 月龄

    D. 8 月龄

    E. 10 月龄

147. **正常小儿开始会爬的月龄一般是**

148. **正常小儿开始会独坐的月龄一般是**

    A. 心脾

    B. 肺脾

    C. 心肾

    D. 肝肾

    E. 肝脾

149. **口疮患儿实证病位是**

150. **口疮患儿虚证病位是**

参考答案

第一单元

1. E	2. D	3. D	4. B	5. C	6. E
7. C	8. D	9. B	10. A	11. A	12. A
13. D	14. D	15. D	16. D	17. A	18. B
19. C	20. C	21. D	22. A	23. B	24. B
25. E	26. E	27. D	28. D	29. B	30. D
31. C	32. A	33. A	34. E	35. A	36. B
37. D	38. D	39. A	40. A	41. E	42. D
43. D	44. E	45. D	46. E	47. D	48. C
49. B	50. A	51. C	52. D	53. C	54. A
55. C	56. E	57. D	58. A	59. A	60. D
61. B	62. C	63. B	64. D	65. E	66. C
67. A	68. C	69. C	70. B	71. C	72. B
73. E	74. B	75. B	76. B	77. B	78. C
79. D	80. E	81. B	82. B	83. B	84. B

85. D	86. C	87. B	88. D	89. A	90. D
91. D	92. D	93. A	94. C	95. B	96. A
97. A	98. A	99. B	100. C	101. B	
102. E	103. C	104. B	105. C	106. A	
107. A	108. B	109. D	110. A	111. E	
112. C	113. B	114. A	115. A	116. C	
117. B	118. A	119. E	120. D	121. C	
122. E	123. C	124. D	125. C	126. E	
127. E	128. D	129. C	130. B	131. D	
132. C	133. C	134. C	135. E	136. E	
137. E	138. C	139. E	140. C	141. B	
142. B	143. B	144. C	145. C	146. E	
147. D	148. C	149. C	150. B		

第二单元

1. D	2. D	3. A	4. B	5. A	6. B
7. B	8. A	9. B	10. C	11. A	12. E
13. E	14. D	15. E	16. C	17. E	18. E
19. B	20. E	21. E	22. B	23. B	24. D
25. C	26. E	27. D	28. A	29. C	30. C
31. E	32. C	33. A	34. D	35. A	36. D
37. E	38. B	39. D	40. C	41. E	42. C
43. C	44. D	45. C	46. E	47. B	48. B
49. E	50. E	51. E	52. C	53. E	54. D
55. A	56. E	57. E	58. D	59. B	60. B
61. A	62. B	63. C	64. C	65. E	66. B
67. B	68. B	69. A	70. D	71. E	72. D
73. B	74. A	75. A	76. B	77. C	78. D
79. C	80. C	81. D	82. B	83. D	84. D

85. C	86. E	87. D	88. B	89. C	90. D
91. E	92. A	93. D	94. A	95. B	96. A
97. A	98. C	99. A	100. A	101. C	
102. D	103. A	104. E	105. E	106. B	
107. E	108. C	109. C	110. A	111. D	
112. B	113. D	114. C	115. E	116. D	
117. B	118. A	119. A	120. D	121. E	
122. A	123. C	124. B	125. A	126. D	
127. B	128. A	129. B	130. D	131. A	
132. C	133. D	134. A	135. C	136. D	
137. C	138. D	139. D	140. C	141. B	
142. E	143. E	144. A	145. A	146. C	
147. B	148. D	149. C	150. A		

第 三 单 元

1. D	2. B	3. D	4. B	5. E	6. B
7. C	8. A	9. A	10. A	11. B	12. C
13. C	14. C	15. E	16. A	17. D	18. C
19. C	20. C	21. E	22. C	23. E	24. E
25. B	26. B	27. B	28. D	29. E	30. E
31. E	32. A	33. C	34. B	35. D	36. E
37. D	38. B	39. C	40. B	41. B	42. E
43. E	44. D	45. D	46. B	47. A	48. A
49. D	50. A	51. C	52. E	53. C	54. E
55. C	56. D	57. A	58. C	59. A	60. B
61. C	62. D	63. D	64. E	65. B	66. C
67. B	68. D	69. A	70. A	71. B	72. D
73. E	74. C	75. A	76. E	77. B	78. B
79. D	80. E	81. C	82. B	83. A	84. E

85. B	86. A	87. E	88. A	89. D	90. C
91. C	92. C	93. C	94. C	95. E	96. E
97. B	98. C	99. A	100. B	101. A	
102. C	103. C	104. B	105. E	106. B	
107. D	108. A	109. E	110. A	111. B	
112. D	113. D	114. B	115. C	116. E	
117. A	118. B	119. D	120. B	121. D	
122. A	123. E	124. D	125. E	126. A	
127. D	128. A	129. A	130. C	131. E	
132. A	133. D	134. A	135. B	136. D	
137. D	138. C	139. E	140. B	141. C	
142. E	143. C	144. A	145. D	146. B	
147. B	148. E	149. C	150. D		

第 四 单 元

1. C	2. E	3. B	4. B	5. D	6. D
7. E	8. B	9. D	10. E	11. D	12. A
13. B	14. C	15. D	16. B	17. D	18. D
19. B	20. E	21. C	22. B	23. A	24. B
25. D	26. E	27. D	28. C	29. A	30. E
31. A	32. C	33. C	34. A	35. B	36. E
37. A	38. A	39. E	40. B	41. A	42. E
43. B	44. B	45. D	46. D	47. C	48. A
49. B	50. C	51. A	52. C	53. B	54. A
55. C	56. E	57. D	58. B	59. A	60. E
61. B	62. E	63. B	64. B	65. E	66. E
67. D	68. C	69. D	70. C	71. A	72. A
73. E	74. C	75. B	76. E	77. E	78. E
79. A	80. A	81. D	82. B	83. C	84. C

85. A	86. D	87. C	88. D	89. B	90. A
91. E	92. D	93. C	94. D	95. A	96. B
97. B	98. D	99. E	100. E	101. D	
102. B	103. B	104. A	105. C	106. E	
107. B	108. C	109. E	110. B	111. B	
112. B	113. A	114. D	115. A	116. A	
117. C	118. D	119. A	120. C	121. D	
122. E	123. C	124. E	125. D	126. D	
127. D	128. B	129. A	130. B	131. A	
132. E	133. B	134. B	135. A	136. B	
137. A	138. A	139. D	140. A	141. D	
142. C	143. A	144. C	145. D	146. B	
147. D	148. C	149. A	150. D		

医师资格考试通关要卷（二）

（医学综合）

中医执业医师

考生姓名：＿＿＿＿＿＿＿＿

准考证号：＿＿＿＿＿＿＿＿

考　　点：＿＿＿＿＿＿＿＿

考 场 号：＿＿＿＿＿＿＿＿

A1 型题(1～82 题)

答题说明

每一道试题下面有 A、B、C、D、E 五个备选答案。请从中选择一个最佳答案。

1. 下列表述中属于"证"的是
   A. 水痘
   B. 麻疹
   C. 风寒感冒
   D. 头痛
   E. 恶寒

2. 古代哲学中,精的概念的产生源于
   A. 阴阳说
   B. 水地说
   C. 五行说
   D. 元气说
   E. 云气说

3. 失神的患者突然神志清醒、语言不休,属于
   A. 神乱
   B. 无神
   C. 假神
   D. 有神
   E. 少神

4. 具有敛肺止咳作用的药,多具有的药味是
   A. 辛
   B. 甘
   C. 酸
   D. 苦
   E. 咸

5. 具有"发中有补,散中有收,邪正兼顾,阴阳并调"配伍特点的方剂是
   A. 桂枝汤
   B. 麻黄汤
   C. 止嗽散
   D. 小青龙汤
   E. 九味羌活汤

6. 古人提出"春夏养阳,秋冬养阴",旨在强调
   A. 春夏重在保养阳气
   B. 秋冬重在保养阴气
   C. 保养阳气的重要性
   D. 保养阴气的重要性
   E. 调养四时阴阳的重要性

7. 脾的阴阳属性是
   A. 阴中之阴
   B. 阴中之阳
   C. 阴中之至阴
   D. 阳中之阳
   E. 阳中之阴

8. 目的脏腑分属中,白睛所属的是
   A. 心
   B. 肺
   C. 肝
   D. 肾
   E. 脾

9. 宜饭后服用的药物是
   A. 峻下逐水药
   B. 对胃肠有刺激性的药
   C. 驱虫药
   D. 安神药
   E. 截疟药

10. 参苏饮与败毒散两方组成中均含有的药物是
    A. 前胡、茯苓
    B. 羌活、独活
    C. 柴胡、川芎
    D. 木香、枳壳
    E. 半夏、苏叶

11. 五行中属木的脏是
    A. 心
    B. 肺
    C. 脾
    D. 肝
    E. 肾

12. "长夏"的五行属性是
    A. 火
    B. 土
    C. 金
    D. 水
    E. 木

13. 白痦的出现是由于

A. 湿郁汗出不彻

B. 风热之毒阻于肺胃二经

C. 风湿热邪留于肌肤

D. 湿热火毒内蕴

E. 营血虚而风邪中于经络

14. 治疗外感风寒、胸闷呕吐,应首选的药物是

 A. 薄荷

 B. 荆芥

 C. 紫苏

 D. 防风

 E. 桂枝

15. 肝郁血虚,脾失健运,见两胁作痛、神疲食少、脉虚弦者。治宜选用

 A. 一贯煎

 B. 越鞠丸

 C. 逍遥散

 D. 四逆散

 E. 四君子汤

16. 下列关于五行生克规律的表述,正确的是

 A. 木为土之所胜

 B. 木为水之子

 C. 火为土之子

 D. 水为火之所胜

 E. 金为木之所胜

17. 被称为"君主之官"的脏是

 A. 肝

 B. 心

 C. 脾

 D. 肺

 E. 肾

18. 肝胆郁热的呕吐物为

 A. 黄绿色

 B. 暗红色

 C. 紫暗

 D. 白稠

 E. 黄稠

19. 具有清热泻火、生津止渴、消肿排脓功效的药物是

 A. 天花粉

 B. 白芷

 C. 麻黄

D. 芦根

E. 知母

20. 清暑益气汤的功用是

 A. 清暑除烦,益气和胃

 B. 清暑益气,养阴生津

 C. 清暑利湿,益气和胃

 D. 清暑益气,和胃止呕

 E. 益气养阴,清透暑热

21. 具有"主蛰"特性的脏是

 A. 肝

 B. 心

 C. 脾

 D. 肺

 E. 肾

22. 下列各项,具有统血功能的是

 A. 肾

 B. 肺

 C. 肝

 D. 心

 E. 脾

23. 舌体小,有裂纹,舌鲜红少苔的临床意义是

 A. 虚热证

 B. 湿热证

 C. 热极津伤

 D. 风热表证

 E. 寒邪入里化热

24. 具有祛风湿、补肝肾、强筋骨、安胎功效的药物是

 A. 木瓜

 B. 杜仲

 C. 桑叶

 D. 桑寄生

 E. 防己

25. 清热解毒与疏散风热并用,寓"火郁发之"之义的方剂是

 A. 黄连解毒汤

 B. 普济消毒饮

 C. 清瘟败毒饮

 D. 青蒿鳖甲汤

 E. 龙胆泻肝汤

26. 下列各脏中,其生理特性以升为主的是

 A. 肺与脾

B. 肺与肝

C. 肝与肾

D. 心与肾

E. 肝与脾

27. "泌别清浊"是下述哪个脏腑的功能

A. 胃

B. 小肠

C. 大肠

D. 膀胱

E. 胆

28. 下列除哪项外,均是舌颤动的病因

A. 气血两虚

B. 亡阳伤津

C. 热极生风

D. 酒毒所伤

E. 心脾有热

29. 治疗夜盲症,应选用的药物是

A. 砂仁

B. 苍术

C. 白豆蔻

D. 藿香

E. 厚朴

30. 小建中汤中桂枝的作用是

A. 发散风寒

B. 温阳散寒

C. 温阳化气

D. 温通血脉

E. 温肺化饮

31. "孤府"指的是

A. 胆

B. 胃

C. 小肠

D. 三焦

E. 膀胱

32. "气之本"指的是

A. 肝

B. 心

C. 脾

D. 肺

E. 肾

33. 顿咳的临床表现特点是

A. 咳声重浊

B. 咳声低微

C. 咳声如犬吠

D. 咳声紧闷

E. 咳嗽终止时作"鹭鸶叫声"

34. 具有泻肺平喘、利水消肿功效的药物是

A. 白果

B. 桑白皮

C. 黄芩

D. 麻黄

E. 泽泻

35. 葛根芩连汤的适应证是

A. 脾虚泄泻

B. 湿热血痢

C. 协热下利

D. 热毒血痢

E. 暑湿吐泻

36. 具有滑利关节、补益脑髓作用的是

A. 气

B. 血

C. 津

D. 液

E. 精

37. 与血液生成有关的脏腑是

A. 心、脾、肝、肾

B. 心、脾、肝、肺

C. 心、肝、肺、肾

D. 脾、肺、肾、肝

E. 心、脾、肺、肾

38. 午后热甚,身热不扬者属于

A. 阴虚潮热

B. 湿温潮热

C. 暑气潮热

D. 阳明潮热

E. 气虚发热

39. 不论寒热虚实、惊风抽搐均可选用的药物是

A. 羚羊角

B. 地龙

C. 胆南星

D. 天麻

E. 蜈蚣

40. 主治暗痱证的方剂是

    A. 右归丸

    B. 大补阴丸

    C. 右归饮

    D. 补中益气汤

    E. 地黄饮子

41. "夺血者无汗,夺汗者无血"的理论依据是

    A. 气能生血

    B. 气能行血

    C. 气能生津

    D. 气能行津

    E. 津血同源

42. 具有"收引"特性的邪气是

    A. 风邪

    B. 寒邪

    C. 火邪

    D. 湿邪

    E. 燥邪

43. 患者口淡乏味,常提示

    A. 肝脾不调

    B. 脾胃湿热

    C. 脾胃气虚

    D. 肝胃不和

    E. 食滞胃脘

44. 具有活血通经、祛瘀止痛功效的药物是

    A. 红花

    B. 丹参

    C. 泽兰

    D. 鸡血藤

    E. 益母草

45. 治疗气虚发热的最佳方剂是

    A. 小建中汤

    B. 当归补血汤

    C. 生脉散

    D. 补中益气汤

    E. 炙甘草汤

46. 下列各项中,具有司眼睑开阖作用的是

    A. 督脉

    B. 冲脉

    C. 任脉

    D. 跷脉

    E. 带脉

47. 七情刺激,易导致心气涣散的是

    A. 喜

    B. 怒

    C. 悲

    D. 恐

    E. 惊

48. 下列各项,不属于排尿感异常的临床表现是

    A. 遗尿

    B. 尿道涩痛

    C. 余沥不尽

    D. 小便失禁

    E. 小便频数

49. 天南星的功效是

    A. 燥湿化痰,降逆止呕

    B. 燥湿化痰,祛风止痉

    C. 燥湿化痰,祛风解毒

    D. 燥湿化痰,止咳平喘

    E. 燥湿化痰,清热定惊

50. 固冲汤除固冲摄血外,还具有的功用是

    A. 补肾涩精

    B. 补气健脾

    C. 补气生血

    D. 温补脾肾

    E. 温经止痛

51. 在发病过程中,邪气的作用是

    A. 决定是否发病

    B. 决定疾病的性质

    C. 发病的决定因素

    D. 发病的重要条件

    E. 对疾病无影响

52. 下列各项,适用于真寒假热证的治法是

    A. 以热治寒

    B. 以热治热

    C. 以寒治寒

    D. 用寒远寒

    E. 通因通用

53. 濡脉的主病是

    A. 厥证

    B. 阴寒证

    C. 气滞血瘀证

D. 湿证

E. 表证

54. 风热咳嗽、痰热咳嗽均适宜的药物是

A. 前胡

B. 半夏

C. 竹茹

D. 荆芥

E. 旋覆花

55. 越鞠丸的君药是

A. 神曲

B. 香附

C. 川芎

D. 栀子

E. 苍术

56. 连接"肺主呼吸"和"心主血脉"的中心环节是

A. 经脉的相互连接

B. 气血的相互关系

C. 心主营,肺主卫的相互作用

D. 宗气的贯通和运行

E. 津液的环流通畅

57. 数脉的特征是

A. 一息五至

B. 一息四至

C. 一息五至以上,不足七至

D. 一息七至以上

E. 一息八至

58. 下列不具有润肠通便作用的药物是

A. 桃仁

B. 柏子仁

C. 杏仁

D. 酸枣仁

E. 火麻仁

59. 天王补心丹主治证候的病因病机是

A. 心脾两虚,气血不足

B. 心阴不足,肝气失和

C. 心肾两亏,阴虚血少

D. 肝血不足,虚热内扰

E. 心阳偏亢,心肾不交

60. 脾之液为

A. 汗

B. 涕

C. 泪

D. 唾

E. 涎

61.《温病条辨》中所列的温病不包括

A. 霍乱

B. 温热

C. 温疫

D. 暑温

E. 温毒

62. 治疗咳嗽痰多,痰中带血,伴月经淋漓不止者,宜选用的药物是

A. 大蓟

B. 小蓟

C. 地榆

D. 紫珠

E. 侧柏叶

63. 酸枣仁汤中药物的配伍作用,不正确的是

A. 酸枣仁养肝血、安心神

B. 茯苓宁心安神

C. 知母滋阴清热

D. 甘草调和诸药

E. 川芎活血祛瘀

64. 邪热内伏,反见四肢厥冷的病机特点是

A. 阳盛则阴病

B. 阴盛则寒

C. 阳虚则寒

D. 阴损及阳

E. 阳盛格阴

65. 下列各项,不属于真寒假热证临床表现的是

A. 自觉发热反欲盖衣被

B. 面色浮红如妆

C. 口渴而喜饮

D. 咽痛而不红肿

E. 脉浮大,按之无力

66. 朱砂的每次用量是

A. 1 ~ 5g

B. 0.1 ~ 0.5g

C. 0.003 ~ 0.01g

D. 5 ~ 10g

E. 15 ~ 30g

67. 地黄饮子组方中加少许薄荷的作用是

A. 上行开郁

B. 疏散风热

C. 疏肝解郁

D. 清利头目

E. 利咽消肿

68. 下列各项,不属于气脱证临床表现的是

A. 呼吸微弱

B. 汗出不止

C. 腹部绞痛

D. 面色苍白

E. 舌淡脉微

69. 下列各项,不属于风水相搏证临床表现的是

A. 小便清利

B. 恶寒

C. 发热

D. 咽喉肿痛

E. 脉浮数

70. 麝香的功效是

A. 开窍醒神

B. 清热止痛

C. 解郁行气

D. 化湿和胃

E. 清心化痰

71. 厚朴温中汤适用于

A. 湿滞脾胃证

B. 脾虚气滞证

C. 寒凝气滞证

D. 寒湿气滞证

E. 痰阻气逆证

72. 定喘汤的功用是

A. 清热解表,止咳平喘

B. 宣肺降气,祛痰平喘

C. 解表散寒,温肺化饮

D. 降气平喘,温肺化饮

E. 宣肺降气,清热化痰

73. 阴虚动风证的临床特点是

A. 手足蠕动

B. 四肢抽搐

C. 眩晕欲仆

D. 颈项强直

E. 头摇头痛

74. 牵正散的功用是

A. 祛风除湿,化痰通络

B. 祛风化痰,通络止痉

C. 祛风除湿,通络止痛

D. 祛风化痰,定搐止痛

E. 化痰通络,活血止痛

75. 麦门冬汤中体现培土生金的药物是

A. 白术、茯苓

B. 山药、甘草

C. 粳米、大枣

D. 人参、半夏

E. 白术、甘草

76. 下列除哪项外,均属于八正散的药物组成

A. 大黄、炙甘草

B. 瞿麦、萹蓄

C. 木通、栀子仁

D. 茯苓、猪苓

E. 滑石、车前子

77. 由国务院发布的关于卫生行政管理方面的规范性文件称为

A. 卫生法律

B. 卫生行政法规

C. 卫生规章

D. 基本法律

E. 行政法

78. 下列刑罚中属于附加刑的是

A. 拘役

B. 有期徒刑

C. 管制

D. 罚金

E. 死刑

79. 受理申请医师注册的卫生健康主管部门除《医师法》规定不予注册的情形外,应当自收到申请之日起多少工作日内准予注册,将注册信息录入国家信息平台,并发给医师执业证书

A. 10

B. 15

C. 20

D. 30

E. 40

80. 下列属于丙类传染病的是

A. 艾滋病

B. 肺结核

C. 严重急性呼吸综合征

D. 人感染高致病性禽流感

E. 流行性腮腺炎

81. 下列情形中按假药论处的药品是

A. 不注明或更改生产批号的药品

B. 超过有效期的药品

C. 未标明有效期或更改有效期的药品

D. 直接接触药品的包装材料和容器未经批准的

药品

E. 所标明的适应证或功能主治超出规定范围的药品

82. 关于突发公共卫生事件应急工作的方针和原则,下列说法错误的是

A. 预防为主、常备不懈的方针

B. 统一领导、分级负责

C. 反应及时、措施果断

D. 监测预警、保障供给

E. 依靠科学、加强合作

A2 型题(83～102 题)

答题说明

每一道试题是以一个小案例出现的,其下面都有 A、B、C、D、E 五个备选答案。请从中选择一个最佳答案。

83. 患者,女,41 岁。往来寒热,胸胁苦满,默默不欲饮食,心烦喜呕,口苦,咽干,目眩,苔薄白,脉弦。治宜选用

A. 蒿芩清胆汤

B. 小柴胡汤

C. 逍遥散

D. 半夏泻心汤

E. 大柴胡汤

84. 患者,男,28 岁。壮热面赤,汗出恶热,烦渴引饮,脉洪大有力。治宜选用

A. 黄连解毒汤

B. 竹叶石膏汤

C. 白虎汤

D. 麻黄杏仁甘草石膏汤

E. 大承气汤

85. 患者,女,30 岁。烦热干渴,头痛,牙痛,牙龈出血,舌红苔黄而干。治宜选用

A. 龙胆泻肝汤

B. 泻白散

C. 白虎汤

D. 玉女煎

E. 左金丸

86. 患者,女,29 岁。胃肠热盛,大便秘结,腹满硬痛而拒按,潮热,神昏谵语,但又兼见面色苍白,四肢厥冷,精神委顿。其病机是

A. 虚中夹实

B. 真实假虚

C. 由实转虚

D. 真虚假实

E. 实中夹虚

87. 患者,男,26 岁。神疲乏力,少气懒言,常自汗出,头晕目眩,舌淡苔白,脉虚无力。其辨证是

A. 气虚

B. 气陷

C. 气逆

D. 气微

E. 气滞

88. 患者,女,40 岁。素体虚弱,纳食不香,短气乏力,头晕心慌,面色苍白,时嗳气,腹胀,经查诊断为胃下垂。用药应首选

A. 黄芪、升麻、薄荷

B. 黄芪、人参、甘草

C. 黄芪、升麻、柴胡

D. 升麻、柴胡、葛根

E. 升麻、柴胡、薄荷

89. 患者,女,28 岁。月经提前 1 周,经量多,色鲜红,腰膝酸痛,五心烦热,舌质红,脉细数。下列各项,哪组药不可选用

A. 生地黄、牡丹皮

B. 牡丹皮、地骨皮

C. 茜草、蒲黄

D. 小蓟、旱莲草

E. 艾叶、炮姜

90. 患者,男,40 岁。身热汗出,心烦口渴,体倦少气,小便短赤,脉虚数。治宜选用
   A. 清暑益气汤
   B. 生脉散
   C. 白虎汤
   D. 香薷散
   E. 六一散

91. 患者手足厥寒,或腰、股、腿、足、肩臂疼痛,口不渴,舌淡苔白,脉沉细或细而欲绝。治宜选用
   A. 参附汤
   B. 当归四逆汤
   C. 金匮肾气丸
   D. 活血逐瘀汤
   E. 六味地黄汤

92. 患者,女,21 岁。昨日因受凉,出现鼻塞流清涕。今日又现咳嗽,痰色白,有恶寒感,不发热,舌淡苔薄,脉浮。其辨证是
   A. 寒痰阻肺
   B. 风寒犯肺
   C. 脾肺气虚
   D. 痰湿阻肺
   E. 肝火犯肺

93. 患者,女,34 岁。近 2 个月来睡眠不佳,早醒,醒后仍觉困倦不舒,面色萎黄,食纳少,舌质淡,脉弱。其辨证是
   A. 心脾气血虚
   B. 心阴虚
   C. 心肾不交
   D. 心血虚
   E. 脾气虚

94. 患者,女,20 岁。月经提前 1 周,经量多,紫暗有块,心烦急躁,大便秘结,舌质红,舌苔黄,脉弦数。下列各项,哪组药不可选用
   A. 当归、丹参
   B. 生地黄、白芍
   C. 仙鹤草、白及
   D. 赤芍、牡丹皮
   E. 大黄、益母草

95. 患者,男,45 岁。咳嗽痰少,时有咯血,潮热,自汗盗汗,神疲乏力,舌红少苔,脉细数无力。用药应首选
   A. 川贝母、百部、紫菀
   B. 陈皮、半夏、白芥子
   C. 紫苏子、莱菔子、白芥子
   D. 黄芩、瓜蒌、鱼腥草
   E. 麻黄、桑白皮、地龙

96. 患者,男,58 岁。胸满而痛,遇冷易诱发,伴下利,口不渴,不欲饮食,舌淡苔白,脉沉细而弦。治宜选用
   A. 大建中汤
   B. 小建中汤
   C. 厚朴温中汤
   D. 吴茱萸汤
   E. 理中丸

97. 患者,女,36 岁。妊娠 2 个月,食少,便软,面色萎白,语声低微,四肢乏力,舌质淡,脉细缓。治宜选用
   A. 四物汤
   B. 归脾汤
   C. 当归补血汤
   D. 四君子汤
   E. 八珍汤

98. 患者,男,40 岁。发热,微恶风寒,少汗,头痛,咳嗽,口微渴,苔薄白,舌边尖红,脉浮数。其辨证是
   A. 燥热犯卫
   B. 风热犯卫
   C. 邪热壅肺
   D. 热扰胸膈
   E. 热结肠道

99. 患者,男,45 岁。疫毒痢初期,高热烦渴,舌红脉数,急骤出现四肢厥冷,面色苍白。其属于
   A. 热证转寒
   B. 寒证化热
   C. 真寒假热
   D. 真热假寒
   E. 寒热夹杂

100. 患者,男,76 岁。慢性咳喘 20 年,近来病情加重,胸闷,咳喘痰多,色白易咯,大便不畅,舌暗体胖,苔白厚腻,脉滑。用药应首选
   A. 白前、前胡

B. 苦杏仁、瓜蒌仁

C. 紫苏子、莱菔子

D. 陈皮、半夏

E. 紫菀、款冬花

101. 患者,男,35 岁。腰膝酸软,下肢麻木不仁、活动受限,受凉则痛势加剧。用药应首选

  A. 独活、僵蚕

  B. 羌活、葛根

  C. 桑寄生、川牛膝

  D. 秦艽、木瓜

  E. 威灵仙、鸡血藤

102. 患者,女,30 岁。虚热时发,虚烦眠差,自汗,形瘦气短,咽干舌燥,大便难,舌质暗红,脉虚数。治宜选用

  A. 炙甘草汤

  B. 归脾汤

  C. 补中益气汤

  D. 竹叶石膏汤

  E. 当归六黄汤

B1 型题(103～150 题)

答题说明

以下提供若干组考题,每组考题共用在考题前列出的 A、B、C、D、E 五个备选答案。请从中选择一个最佳答案。某个备选答案可能被选择一次、多次或不被选择。

  A. 喜

  B. 怒

  C. 思

  D. 悲

  E. 恐

103. 过度刺激可导致二便失禁的是

104. 过度刺激可引起头胀、头痛,甚则昏厥的是

  A. 生化汤

  B. 温经汤

  C. 失笑散

  D. 丹参饮

  E. 桂枝茯苓丸

105. 具有养血祛瘀、温经止痛功用的方剂是

106. 具有活血祛瘀、散结止痛功用的方剂是

  A. 凉血止血

  B. 收敛止血

  C. 化瘀止血

  D. 温经止血

  E. 补虚止血

107. 白及具有的功效是

108. 三七具有的功效是

  A. 热因热用

  B. 寒因寒用

  C. 塞因塞用

  D. 通因通用

  E. 虚则补之

109. 对热结旁流应采用的治疗方法是

110. 对真寒假热应采用的治疗方法是

  A. 面白浮肿

  B. 面色苍黄

  C. 面黄虚浮

  D. 面目黄而鲜明

  E. 面目黄而晦暗

111. 阳虚水泛的患者多表现为

112. 阴黄的患者多表现为

  A. 首乌藤

  B. 远志

  C. 龙骨

  D. 酸枣仁

  E. 合欢皮

113. 具有养血安神、祛风通络功效的药物是

114. 具有解郁安神、活血消肿功效的药物是

  A. 风痰阻络

  B. 阴虚火旺

C. 热入心包

D. 心脾热盛

E. 中风先兆

115. 歪斜舌的临床意义是

116. 舌体强硬而胖大、舌苔厚腻的临床意义是

A. 肝肾阴虚

B. 热扰心神

C. 心气虚弱

D. 脏气衰微

E. 宗气大虚

117. 语言时有错乱、语后自知言错的临床意义是

118. 自言自语、见人便止、首尾不续的临床意义是

A. 独活

B. 秦艽

C. 防己

D. 狗脊

E. 川乌

119. 既能祛风湿,又能温经止痛的药物是

120. 既能祛风湿,又能退虚热的药物是

A. 失血、伤阴

B. 亡血、失精

C. 寒证、痛证

D. 惊恐、疼痛

E. 邪闭、痛极

121. 伏脉的临床意义是

122. 革脉的临床意义是

A. 甘草、白术

B. 川芎、蔓荆子

C. 防风、当归

D. 当归、桂枝

E. 桂枝、茯苓

123. 羌活胜湿汤的组成药物中含有

124. 独活寄生汤的组成药物中含有

A. 肺、胃、肾经

B. 肺、脾、肾经

C. 心、脾、肾经

D. 心、肝、肾经

E. 心、肝、脾经

125. 知母的主要归经是

126. 龟甲的主要归经是

A. 脾胃阳虚证

B. 寒湿困脾证

C. 寒饮停胃证

D. 寒滞胃肠证

E. 脾肾阳虚证

127. 脘腹痞闷,纳呆呕恶,大便溏泄,头身困重,苔白腻,脉缓的临床意义是

128. 五更泄泻,便质清冷,畏寒,面白神疲,舌淡,脉沉迟无力的临床意义是

A. 湿热阻肺证

B. 邪热壅肺证

C. 邪袭肺卫证

D. 邪陷心包证

E. 湿蒙心包证

129. 身热、咳喘、苔黄属于

130. 神志时清时昧、舌苔垢腻属于

A. 天南星配生姜

B. 甘草配甘遂

C. 石膏配牛膝

D. 丁香配郁金

E. 藜芦配白芍

131. 属于相畏配伍的是

132. 属于相使配伍的是

A. 三子养亲汤

B. 礞石滚痰丸

C. 黄连温胆汤

D. 清气化痰丸

E. 小陷胸汤

133. 具有清热化痰、宽胸散结功用的方剂是

134. 具有清热化痰、理气止咳功用的方剂是

A. 母病及子

B. 相乘传变

C. 子病犯母

D. 相侮传变

E. 制化传变

135. "见肝之病,知肝传脾"属于

136. "水寒射肺"属于

　　A. 补气摄血

　　B. 养血安神

　　C. 养血调经

　　D. 滋阴清热

　　E. 益气升阳

137. 固冲汤和归脾汤均具有的治疗作用是

138. 归脾汤和天王补心丹均具有的治疗作用是

　　A. 龟甲

　　B. 龙骨

　　C. 鳖甲

　　D. 牡蛎

　　E. 代赭石

139. 功能重镇安神、平肝潜阳、软坚散结的药是

140. 功能滋阴潜阳、退热除蒸、软坚散结的药是

　　A. 既能宁神益智,又能补脾益肺

　　B. 既能宁心安神,又能止泻止汗

　　C. 既能宁心安神,又能祛痰开窍

　　D. 既能宁心安神,又能健脾利水

　　E. 既能定惊安神,又能利尿通淋

141. 茯苓的功效是

142. 远志的功效是

　　A. 手指端

　　B. 足趾端

　　C. 头面部

D. 胸中

E. 腹部

143. 手三阴经与足三阴经交接的部位是

144. 足三阳经与足三阴经交接的部位是

　　A. 汗出恶风

　　B. 四肢困倦,胸闷呕恶

　　C. 皮肤干涩

　　D. 狂躁妄动

　　E. 头身疼痛,肢体活动不利

145. 火热之邪致病可见

146. 湿邪致病可见

　　A. 医师的义务

　　B. 医师的权利

　　C. 医师的职责

　　D. 医师的社会地位

　　E. 医师的执业条件

147. 医师履行职责应受全社会尊重,受法律保护,体现的是

148. 医师发扬人道主义精神,救死扶伤,防病治病,体现的是

　　A. 2 日极量

　　B. 1 次常用量

　　C. 3 日常用量

　　D. 4 日极量

　　E. 7 日常用量

149. 麻醉药品(片剂、酊剂、糖浆剂)每张处方不得超过

150. 为门(急)诊患者开具的麻醉药品注射剂每张处方为

A1 型题(1 ~ 59 题)

答题说明

每一道试题下面有 A、B、C、D、E 五个备选答案。请从中选择一个最佳答案。

1. 据《素问·咳论》,五脏各以其时受病,"乘夏"则何脏先受邪
   A. 心
   B. 肝
   C. 脾
   D. 肺
   E. 肾

2. 《素问·评热病论》"劳风"的病变部位是
   A. 肾
   B. 胃
   C. 肺
   D. 心
   E. 脾

3. 下列哪项是白虎汤的治疗禁忌
   A. 肢冷,胸腹灼热
   B. 发热无汗,脉浮
   C. 遗尿
   D. 腹满,身重
   E. 谵语

4. 《金匮要略》中指出的苓桂术甘汤和肾气丸可同治的一种病证是
   A. 虚劳腰痛
   B. 支饮
   C. 正水
   D. 消渴
   E. 狭义痰饮

5. 可见干性咳嗽的疾病是
   A. 肺脓肿
   B. 肺炎
   C. 慢性支气管炎
   D. 慢性咽喉炎
   E. 胸膜炎

6. 可引起吸气性呼吸困难的疾病是
   A. 气管肿瘤
   B. 慢性阻塞性肺气肿
   C. 支气管哮喘
   D. 气胸

   E. 压迫性肺不张

7. 传染病流行过程的基本条件是
   A. 病原体、人体及其所处的环境
   B. 病原体、带菌动物、易感人群
   C. 传染源、传播途径、易感人群
   D. 传染源、传播途径
   E. 社会环节、自然环节

8. 下列疾病,多表现为下垂性水肿的是
   A. 肾小球肾炎
   B. 肝硬化
   C. 右心衰竭
   D. 血管神经性水肿
   E. 甲状腺功能减退症

9. 符合溶血性黄疸表现的是
   A. 网织红细胞减少
   B. 尿中尿胆原减少
   C. 尿中有胆红素
   D. 大便色浅
   E. 结合胆红素与总胆红素比值 <20%

10. 慢性肺源性心脏病最常见的并发症是
    A. 肺性脑病
    B. 心律失常
    C. 酸碱失衡
    D. 消化道出血
    E. 肾衰竭

11. 触诊肠管或索条状包块最适用的是
    A. 浅部滑行触诊法
    B. 深部滑行触诊法
    C. 深压触诊法
    D. 双手触诊法
    E. 冲击触诊法

12. 正常成人腋测法的体温范围是
    A. 36 ~ 37℃
    B. 36.2 ~ 37℃
    C. 36.2 ~ 37.2℃
    D. 36.4 ~ 37.4℃
    E. 36.5 ~ 37.5℃

13. **感染 HBV 后最早出现的抗体是**
   A. 抗 – HAV
   B. 抗 – HBs
   C. 抗 – HBc
   D. 抗 – HBe
   E. 抗 – HDV

14. **下列各项,不出现胸壁压痛的是**
   A. 肋间神经炎
   B. 肋骨骨折
   C. 肋软骨炎
   D. 胸壁带状疱疹
   E. 胸膜炎

15. **下列各项,可引起心尖区出现舒张期震颤的是**
   A. 二尖瓣狭窄
   B. 主动脉瓣狭窄
   C. 肺动脉瓣狭窄
   D. 室间隔缺损
   E. 动脉导管未闭

16. **下列不能传播 AIDS 的是**
   A. 性接触
   B. 输血
   C. 母婴传播
   D. 器官移植
   E. 蚊虫叮咬

17. **空腹听诊,可出现振水音的疾病是**
   A. 肝硬化腹水
   B. 结核性腹膜炎
   C. 急性肠炎
   D. 幽门梗阻
   E. 肾病综合征

18. **下列最能提示腹膜炎存在的体征是**
   A. 肠鸣音减弱
   B. 叩出移动性浊音
   C. 腹部压痛
   D. 腹部触及肿块
   E. 反跳痛

19. **慢性左心衰竭患者的体征中,最有诊断价值的是**
   A. 第一心音低钝
   B. 肺动脉瓣区第二心音亢进
   C. 心率增快
   D. 心脏扩大

   E. 舒张期奔马律

20. **引起尿淀粉酶明显增高的疾病是**
   A. 急性胆囊炎
   B. 胰腺癌
   C. 流行性腮腺炎
   D. 急性胃肠炎
   E. 急性胰腺炎

21. **反映左、右心房电激动过程的是**
   A. P 波
   B. PR 段
   C. QRS 波群
   D. ST 段
   E. T 波

22. **下列各项,不符合重症严重急性呼吸综合征诊断标准的是**
   A. 低氧血症,氧合指数低于 300mmHg
   B. 呼吸困难,呼吸频率 >30 次/分
   C. X 线胸片示多叶病变或病灶总面积范围超过双肺总面积的 1/3
   D. 出现休克或多脏器功能障碍综合征(MODS)
   E. 白细胞计数明显升高

23. **下列关于阵发性房性心动过速的心电图特点描述,正确的是**
   A. 连续 3 个以上的房性早搏
   B. 心率 140 ~ 160 次/分
   C. 心律整齐
   D. QRS 波形正常
   E. ST 段可下移,T 波倒置

24. **下列关于 MRI 诊断的临床应用的描述,错误的是**
   A. MRI 检查具有无 X 线辐射、无痛苦、无骨性伪影的特点
   B. MRI 具有高度的软组织分辨能力
   C. MRI 对肺癌的早期发现和诊断有重要意义
   D. MRI 对钙化与颅骨病变的诊断能力较差
   E. MRI 检查时间长,容易产生运动伪影

25. **诊断艾滋病最简单的检测方法是**
   A. 血清学试验检测 HIV 抗体
   B. 细胞培养(病毒分离)
   C. p24 抗原检测
   D. 病毒核酸检测

E. HIV 抗原检测

26. 室性心动过速的特征性心电图改变是
    A. 房室分离
    B. QRS 波群宽大畸形
    C. RR 间期不规则
    D. P 波频率小于 R 波频率
    E. 心室夺获和室性融合波

27. 正常人尿中可以偶见的管型是
    A. 红细胞管型
    B. 白细胞管型
    C. 上皮细胞管型
    D. 透明管型
    E. 蜡样管型

28. 消化性溃疡患者需紧急手术治疗的并发症是
    A. 急性胃穿孔
    B. 幽门梗阻
    C. 可疑癌变
    D. 上消化道出血
    E. 恶性贫血

29. 代表心室除极和复极总时间的是
    A. P 波
    B. QRS 波群
    C. ST 段
    D. T 波
    E. QT 间期

30. 下列除哪项外,均可选择胸部 X 线检查进行鉴别
    A. 胸腔积液是血性或脓性
    B. 大叶性肺炎或支气管肺炎
    C. 气胸或肺大泡
    D. 肺不张或肺实变
    E. 肺脓肿或肺肿瘤

31. 下列属于流行性出血热低血压休克期治疗措施的是
    A. 补充营养,定期复查肾功能、血压和垂体功能
    B. 补充血容量,纠正酸中毒,改善微循环
    C. 抗病毒,减轻外渗,改善中毒症状,预防 DIC
    D. 稳定内环境,促进利尿,导泻和透析治疗
    E. 维持电解质稳定,防治继发感染

32. 蜘蛛痣不应出现的部位是
    A. 手背

B. 前胸
C. 面部
D. 腹部
E. 颈部

33. 方颅可见于
    A. 呆小症
    B. 先天性梅毒
    C. 脑膜炎
    D. 脑积水
    E. 小儿营养不良

34. 狂犬病的主要治疗措施是
    A. 吸氧
    B. 镇静
    C. 抗病毒
    D. 预防感染
    E. 对症综合治疗

35. 属于既往史的是
    A. 月经情况
    B. 生育情况
    C. 冶游史
    D. 家族遗传病史
    E. 过敏史

36. 浅昏迷的主要临床特点是
    A. 角膜、对光反射消失
    B. 吞咽反射消失
    C. 对声、光刺激仍有反应
    D. 对强烈疼痛刺激无反应
    E. 意识大部分丧失

37. 诊断溃疡性结肠炎最重要的手段是
    A. 血沉检查
    B. 免疫指标检查
    C. 粪便检查
    D. X 线钡剂造影
    E. 结肠镜检查

38. 痰液直接涂片镜检出现嗜酸性粒细胞增多的疾病是
    A. 肺结核
    B. 肺水肿
    C. 支气管哮喘
    D. 支气管炎
    E. 支气管扩张症

39. 下列关于胸导联电极的安放,错误的是
   A. V_1 导联在胸骨右缘第 4 肋间处
   B. V_2 导联在胸骨左缘第 4 肋间处
   C. V_3 导联在 V_2 导联与 V_4 导联连线的中点处
   D. V_4 导联在左锁骨中线第 5 肋间处
   E. V_5 导联在左腋中线第 5 肋间处

40. 流行性乙型脑炎患者出现瞳孔不等大、呼吸不规则,应首先采取的措施是
   A. 糖皮质激素静脉滴注
   B. 吸痰
   C. 20% 甘露醇快速静脉滴注
   D. 吸氧
   E. 镇痉

41. 高血压性心脏病的心脏形状是
   A. 二尖瓣型
   B. 主动脉型
   C. 梨形
   D. 普大型
   E. 三角形

42. 只是局部皮肤发红,一般不高出皮肤的是
   A. 斑疹
   B. 玫瑰疹
   C. 丘疹
   D. 斑丘疹
   E. 荨麻疹

43. 流行性脑脊髓膜炎的发病高峰年龄是
   A. <6 个月
   B. 6 个月 ~2 岁
   C. 学龄前儿童
   D. 学龄儿童
   E. 7 ~14 岁

44. 关于颈部血管的检查,错误的是
   A. 当正常人立位和坐位时,颈外静脉不显露
   B. 正常人平卧位时,颈静脉可稍见充盈,充盈水平仅限于锁骨上缘至下颌角的下 2/3 以内
   C. 左心衰竭时可见到颈静脉怒张
   D. 心包积液时可见颈静脉怒张
   E. 上腔静脉梗阻时可见颈静脉怒张

45. 下列不属于皮肤黏膜出血的是
   A. 紫癜
   B. 出血点
   C. 血肿
   D. 蜘蛛痣
   E. 瘀斑

46. 甲亢危象的主要临床表现是
   A. 心率加快,血压高,头晕,头痛
   B. 心率 >160 次/分,体温 >39℃,腹泻
   C. 心悸,气促,呕吐,腹泻
   D. 发绀,鼻翼扇动,心悸,出汗
   E. 面色苍白,四肢厥冷,呼吸困难

47. 浅反射不包括
   A. 直接角膜反射
   B. 腹壁反射
   C. 提睾反射
   D. 膝反射
   E. 间接角膜反射

48. 叩诊发现心影呈梨形增大,是由于
   A. 右室、左室增大
   B. 右房增大
   C. 左房增大或合并肺动脉段扩大
   D. 右室、右房增大
   E. 左室增大,主动脉弓突出

49. 伤寒患者传染性最强的时期是
   A. 潜伏期
   B. 起病后 1 周内
   C. 起病后 2 ~4 周
   D. 潜伏期末到起病后 1 周内
   E. 起病后 1 ~2 周

50. 检查发现患者胸廓前后径与左右径相等,肋间隙增宽,应考虑为
   A. 鸡胸
   B. 漏斗胸
   C. 桶状胸
   D. 扁平胸
   E. 正常胸廓

51. 下列不会出现蠕动波的是
   A. 极度消瘦者
   B. 肠麻痹患者
   C. 腹壁松弛且菲薄的多产妇
   D. 幽门梗阻患者
   E. 肠梗阻患者

52. 慢性菌痢的病程应超过

A.1 个月

B.2 个月

C.3 个月

D. 半年

E.1 年

53. 霍乱的临床表现,下列叙述错误的是

A. 寒战,高热,急性起病

B. 先泻后吐

C. 无痛性腹泻

D. "米泔水"样吐泻物

E. 严重者有痛性肌肉痉挛

54. 现代医学模式是指

A. 生物 - 心理 - 社会医学模式

B. 生物医学模式

C. 高新技术医学模式

D. 整体医学模式

E. 分子医学模式

55. 关于患者享有平等医疗权利的表述中,错误的是

A. 公民享有生命健康权

B. 对所有患者应一视同仁

C. 患者的需求应得到完全满足

D. 患者享有的医疗保健权在实现时是受条件限制的

E. 应满足患者的合理需求

56. 患者的知情同意权主要体现在

A. 了解医生的技术水平

B. 了解自己健康的状况

C. 了解医生的主要诊治手段

D. 了解医院的各项规章制度

E. 了解自己承担的社会责任

57. 临床诊断工作的道德要求中中医四诊的道德要求首先是

A. 安神定志

B. 知情同意

C. 认真负责

D. 审慎保密

E. 实事求是

58. 医学科研中的人体试验必须坚持

A. 使受试者的疾病得到治疗

B. 使受试者获得经济利益

C. 必须使受试者知情同意

D. 要保证受试者的绝对安全

E. 要保证受试者无任何不适

59. 根据美国哈佛医学院提出的"脑死亡"概念,不能确诊"脑死亡"的条件是

A. 自主运动和自主呼吸消失

B. 对外部刺激和内部需求毫无知觉和反应

C. 体温低于 32.2℃ 或服用中枢抑制药物者

D. 脑电波平直或等电位

E. 诱导反射消失

A2 型题(60 ~ 101 题)

答题说明

每一道试题是以一个小案例出现的,其下面都有 A、B、C、D、E 五个备选答案。请从中选择一个最佳答案。

60. 患者,女,71 岁。平素自服地高辛和氢氯噻嗪,剂量不详,突发胸闷、心悸,心电图示室早二联律,血清钾 2.4mmol/L,当前最关键的处理是

A. 立即停用地高辛

B. 鼻导管给氧

C. 静注利多卡因

D. 静注普罗帕酮

E. 静注苯妥英钠

61. 患者,男,57 岁。高血压病史 23 年,高血压性心脏病史 3 年,近半个月血压控制不理想,劳累后出现气短、呼吸困难,伴咳嗽、咳痰、心悸、交替

脉等表现。应考虑的并发症是

A. 左心衰竭

B. 右心衰竭

C. 全心衰竭

D. 急性肺水肿

E. 肾衰竭

62. 患者阳明病,发热,但头汗出,身无汗,剂颈而还,小便不利,渴饮水浆,身黄。治宜选用

A. 栀子柏皮汤

B. 茵陈蒿汤

C. 麻黄连翘赤小豆汤

D. 抵当汤

E. 小柴胡汤

63. 患者太阳中风,发热自汗出,啬啬恶寒,淅淅恶风,翕翕发热,鼻鸣干呕。治宜选用

　　A. 小建中汤

　　B. 桂枝去芍药汤

　　C. 小柴胡汤

　　D. 葛根加半夏汤

　　E. 桂枝汤

64. 患者,男,46 岁。因上腹痛、腹胀、反酸、呕吐就诊,经胃镜检查诊断为慢性胃炎。其常见的主要病因是

　　A. 幽门螺杆菌感染

　　B. 自身免疫反应

　　C. 胆汁反流

　　D. 饮酒

　　E. 遗传

65. 患者风温,证见潮热便秘,胸腹胀满,喘促不宁,痰涎壅盛,苔黄腻,脉右寸实大。治疗宜选

　　A. 宣白承气汤

　　B. 小陷胸加枳实汤

　　C. 桑菊饮加石膏、知母、大黄

　　D. 凉膈散加杏仁、瓜蒌

　　E. 增液承气汤

66. 患者,男,55 岁。消化性溃疡病史 15 年,近 2 个月疼痛复发,经 8 周内科药物治疗无效,粪便隐血试验持续阳性。最可能的诊断是

　　A. 胃溃疡活动

　　B. 十二指肠溃疡活动

　　C. 胃溃疡癌变

　　D. 慢性胃体炎

　　E. 慢性胃窦炎

67. 患者,女,36 岁。分娩后 20 天出现尿频、尿急、尿痛。尿检:蛋白(−)、红细胞 0~3/HP、白细胞(++)/HP,中段尿细菌培养阴性 3 次,既往有泌尿系感染史。需做何种尿培养才能检出原浆型菌株

　　A. 高渗培养

　　B. 等渗培养

　　C. 低渗培养

　　D. 碱性培养

E. 普通培养

68. 患者,女,48 岁。反复尿频、尿急、尿痛、夜尿增多、低热 1 年余,近 2 天来高热,上述症状加剧入院。每次发作抗生素治疗有效。既往有肺结核病史,血压 165/95mmHg,尿蛋白(+),白细胞 8 个/HP,静脉肾盂造影示肾盂肾盏疤痕狭窄扩张,尿细菌培养阴性。最可能的诊断是

　　A. 慢性肾小球肾炎

　　B. 慢性肾盂肾炎

　　C. 急性肾盂肾炎

　　D. 肾结石

　　E. 肾结核

69. 患者,女,45 岁。肝炎后肝硬化,脾亢,切脾前查血红蛋白 198g/L,白细胞 3.5×10^9/L,血小板 95×10^9/L,骨髓象三系明显增生,血浆凝血酶原时间(一期法)30 秒(对照 13 秒),纤维蛋白原测定 2.8g/L,白陶土部分凝血活酶时间(KPTT)38 秒(对照 32 秒),应选用哪种制剂预防手术出血

　　A. 纤维蛋白原

　　B. 浓缩血小板

　　C. 冰冻血浆

　　D. 浓缩红细胞

　　E. 凝血酶原复合物浓缩剂

70. 患者善胀,尻以代踵,脊以代头。其为

　　A. 心痹

　　B. 肺痹

　　C. 肾痹

　　D. 脾痹

　　E. 肝痹

71. 患者,男,34 岁。确诊为急性粒细胞白血病,近 1 周高热,大面积皮肤瘀斑,反复鼻出血且止血困难,查血红蛋白 50g/L,白细胞 20×10^9/L,血小板 50×10^9/L。有效的止血措施是

　　A. 明胶海绵填塞

　　B. 应用止血药物

　　C. 输注新鲜全血

　　D. 应用促凝药物

　　E. 输注浓集血小板悬液

72. 患者,女,18 岁。轻度甲亢表现,血清 TT_4 正常,有助于诊断的检查是

　　A. 基础代谢率测定

B. 血清 TT_3 测定

C. 甲状腺摄 ^{131}I 率

D. TSH 测定

E. 血清 rT_3 测定

73. 患者素盛今瘦,水走肠间,沥沥有声。其为

A. 痰饮

B. 悬饮

C. 溢饮

D. 支饮

E. 消渴

74. 患者,男,66 岁。情绪激动后突然剧烈头痛、头晕、呕吐,随之出现"三偏征",伴瞳孔缩小、对光反射消失。若诊断为脑出血,则其最可能的出血部位是

A. 壳核出血

B. 丘脑出血

C. 脑桥出血

D. 小脑出血

E. 脑叶出血

75. 患者,男,56 岁。因煤气外溢中毒昏迷,被送到医院。此时最有效的抢救措施是

A. 鼻导管吸氧

B. 高压氧治疗

C. 亚冬眠治疗

D. 血液透析

E. 20% 甘露醇快速静脉滴注

76. 患者伤寒二三日,心中悸而烦。治宜选用

A. 小建中汤

B. 小半夏汤

C. 小青龙汤

D. 小陷胸汤

E. 小承气汤

77. 患者男性,恣情纵欲,致夜寐不安,寐则梦遗,少腹弦急,阴头寒,目眩,发落,脉极虚芤迟。治宜选用

A. 防己黄芪汤

B. 黄芪桂枝五物汤

C. 桂枝芍药知母汤

D. 桂枝龙骨牡蛎汤

E. 麻黄杏仁薏苡甘草汤

78. 患者,男,50 岁。咳嗽 2 个月,痰中带血,无发热,抗感染治疗效果不明显,3 次 X 线检查均提示右肺中叶炎症。应首先考虑

A. 肺炎链球菌肺炎

B. 病毒性肺炎

C. 支气管扩张症

D. 肺结核

E. 肺癌

79. 患者大逆上气,咽喉不利。治宜选用

A. 麦门冬汤

B. 桔梗汤

C. 甘草干姜汤

D. 半夏白术天麻汤

E. 葶苈大枣泻肺汤

80. 患者,男,65 岁。突感上腹部剧烈疼痛,含服硝酸甘油片,未能缓解。查体:面色青白,血压 80/60mmHg,心率 140 次/分,心肺听诊无异常,腹平软,无压痛、反跳痛,肠鸣音存在。应首先考虑

A. 胃痉挛

B. 胃穿孔

C. 急性胰腺炎

D. 心绞痛

E. 心肌梗死

81. 患者,男,66 岁。3 年来经常心悸,气短。查体:心尖搏动稍向左下移位,心浊音界稍向左下扩大,心尖部听诊可闻及 3/6 级以上粗糙的收缩期吹风样杂音及舒张期隆隆样杂音。应首先考虑

A. 单纯二尖瓣狭窄

B. 单纯二尖瓣关闭不全

C. 二尖瓣狭窄及二尖瓣关闭不全

D. 主动脉瓣狭窄

E. 主动脉瓣关闭不全

82. 患者心下有痰饮,胸胁支满,目眩。治宜选用

A. 小青龙汤

B. 茵陈蒿汤

C. 茵陈五苓散

D. 苓桂术甘汤

E. 白虎加人参汤

83. 患者,女,55 岁。头昏 7 年,血压 180/100mmHg,心率 73 次/分。心电图:一度房室传导阻滞。治疗宜选用

A. 地尔硫䓬

B.维拉帕米

C.美托洛尔

D.卡托普利

E.普萘洛尔

84.患者,男,40 岁。确诊高血压病 3 年,无自觉症状。检查:血压 160/95mmHg,尿常规无异常,心电图及 X 线显示左心室肥大。应首先考虑的是

    A.高血压病 1 级

    B.高血压病 2 级

    C.高血压病 3 级

    D.急进性高血压

    E.高血压脑病

85.患者男性,消渴,小便反多,以饮一斗,小便一斗。治宜选用

    A.肾气丸

    B.左归丸

    C.右归丸

    D.五苓散

    E.真武汤

86.患者,男,34 岁。上腹部不适、疼痛 1 月余,以饭前、夜间疼痛为著,饭后可缓解。上消化道造影检查发现下列哪种征象可诊断为十二指肠球部溃疡

    A.十二指肠球部龛影

    B.十二指肠球部出现激惹征

    C.局部压痛

    D.胃窦部痉挛、黏膜增粗

    E.胃液增多

87.患者,男,58 岁。肝硬化腹腔积液,24 小时尿钠 110mmol(正常值 130～261mmol),24 小时尿钾 117mmol(正常值 51～102mmol)。选用哪种利尿剂较好

    A.氢氯噻嗪(双氢克尿噻)

    B.依他尼酸

    C.螺内酯(安体舒通)

    D.氯噻酮

    E.呋塞米(速尿)

88.患者风水恶风,一身悉肿,脉浮不渴,续自汗出,无大热。治宜选用

    A.麻黄汤

    B.桂枝汤

C.小青龙汤

D.越婢汤

E.越婢加术汤

89.患者,男,40 岁。乙肝病史 10 年,近 2 个月右上腹胀痛加重。查体:面部有蜘蛛痣,右上腹压痛,肝肋缘下 3cm,质硬。实验室检查:ALT 40U/L,HBsAg(＋),AFP 500μg/L。应首先考虑

    A.慢性乙肝活动期

    B.乙肝合并肝硬化

    C.乙肝合并胆囊炎

    D.原发性肝癌

    E.继发性肝癌

90.患者,女,26 岁。突发尿痛、尿频、尿急,腹痛半天。查体:肾区无叩痛。尿中白细胞(＋＋),细菌培养为大肠杆菌。其诊断是

    A.急性肾盂肾炎

    B.肾结核

    C.急性膀胱炎

    D.肾结石

    E.慢性肾炎

91.患者百合病,不经吐、下、发汗,病形如初。治宜选用

    A.百合鸡子汤

    B.甘草干姜汤

    C.百合知母汤

    D.甘麦大枣汤

    E.百合地黄汤

92.患者,女,20 岁。皮肤反复出现紫斑 1 年。查体:肝、脾不大,轻度贫血。血小板 60×10^9/L,骨髓颗粒型巨核细胞比例增加。其诊断是

    A.急性白血病

    B.再生障碍性贫血

    C.脾功能亢进

    D.过敏性紫癜

    E.原发免疫性血小板减少症

93.患者,女,19 岁。弛张热 7 天,2 天来两侧面颊部出现对称性、水肿性红斑,指端及甲周有红斑。血常规:血红蛋白 90g/L,白细胞 3.4×10^9/L;尿常规:蛋白(＋＋＋),管型 0～2/HP,ANA(＋)。应首选的治疗是

    A.血浆置换

B. 泼尼松

C. 氯喹

D. 环磷酰胺

E. 阿司匹林

94. 患者病腹满,发热十日,脉浮而数,饮食如故。治宜选用

A. 半夏厚朴汤

B. 厚朴温中汤

C. 半夏泻心汤

D. 厚朴七物汤

E. 苏子降气汤

95. 患者,女,55 岁。体重 76kg,身高 160cm,确诊为 2 型糖尿病。经饮食治疗和运动锻炼,2 个月后空腹血糖 8.8mmol/L,餐后 2 小时血糖 13.0mmol/L。进一步治疗应选择

A. 加用磺脲类降血糖药物

B. 加用双胍类降血糖药物

C. 加用胰岛素治疗

D. 加用口服降血糖药和胰岛素

E. 维持原饮食治疗和运动锻炼

96. 患者,男,60 岁。慢性支气管炎、阻塞性肺气肿病史 10 余年,近 3 年来反复双下肢浮肿,3 天前因受凉病情加剧,口唇发绀、神志恍惚。要确定有无呼吸衰竭,最有意义的检查是

A. 血气分析

B. X 线胸片

C. 血生化

D. 肺功能检查

E. 气道反应性测定

97. 患者少阴病,得之二三日以上,心中烦,不得卧。治宜选用

A. 朱砂安神丸

B. 天王补心丹

C. 黄连阿胶汤

D. 桂枝甘草龙骨牡蛎汤

E. 黄连温胆汤

98. 患者,男,60 岁。咳嗽,吐痰,反复发作 5 年,近 1 周症状加重。查体:体温正常,两肺散在干、湿啰音,血白细胞 $11.0 \times 10^9/L$,中性粒细胞 0.8。应首先考虑

A. 急性支气管炎

B. 慢性支气管炎急性发作

C. 肺结核

D. 支气管哮喘

E. 肺癌

99. 患者,男,50 岁。每日吸烟 20 支已多年。近来经常咳嗽,痰中有血丝,1 周前突感呼吸困难。X 线透视见右侧胸腔大片致密阴影,胸腔穿刺抽出大量血性胸水。应首先考虑

A. 结核性胸膜炎

B. 大叶性肺炎并发胸膜腔积脓

C. 肺癌转移至胸膜

D. 肺癌并发肺脓肿

E. 肺门淋巴结转移癌压迫胸导管

100. 患者湿热证,数日后脘中微闷,知饥不食,湿邪蒙绕三焦。治宜选用

A. 藿香叶、薄荷叶、鲜荷叶、枇杷叶、佩兰叶

B. 藿香叶、侧柏叶、鲜荷叶、枇杷叶、佩兰叶

C. 藿香叶、薄荷叶、侧柏叶、枇杷叶、佩兰叶

D. 藿香叶、薄荷叶、鲜荷叶、侧柏叶、佩兰叶

E. 藿香叶、薄荷叶、鲜荷叶、枇杷叶、侧柏叶

101. 患者斑出,热不解。禁用以下哪一项

A. 主以甘寒

B. 益胃养津

C. 玉女煎

D. 当用开泄

E. 梨皮,蔗浆

A3 型题(102～122 题)

答题说明

以下提供若干个案例,每个案例下设 3 道考题。请根据题干所提供的信息,在每一道考题下面的 A、B、C、D、E 五个备选答案中选择一个最佳答案。

(102～104 题共用题干)

患者,女,59 岁。乏力伴心悸、多汗、手颤、易饿 3 个

月,脾气暴躁,每天大便 4 ~ 5 次,不成形,体重下降 6.0kg。查体:甲状腺Ⅱ度肿大、质软,心率 110 次/分,律齐,心音有力。

102.该患者最可能的诊断是
    A.1 型糖尿病
    B.溃疡性结肠炎
    C.2 型糖尿病
    D.更年期综合征
    E.甲状腺功能亢进症

103.目前确定诊断的主要检查项目是
    A.口服葡萄糖耐量试验
    B.结肠镜检查
    C.胰岛素释放试验
    D.甲状腺摄^{131}I 率
    E.甲状腺功能测定

104.该患者适宜的治疗是
    A.胰岛素
    B.抗甲状腺药物
    C.口服泼尼松
    D.^{131}I 治疗
    E.口服降血糖药

(105 ~ 107 题共用题干)
患者,女,29 岁。近 3 个月中度发热,全身肌痛,四肢关节肿痛,口腔溃疡。尿常规:红细胞(+),蛋白(+ +)。

105.免疫学检查最可能出现的抗体是
    A.抗核抗体
    B.类风湿因子
    C.抗 Scl – 70 抗体
    D.结核抗体
    E.抗中性粒细胞胞浆抗体

106.该患者最可能的诊断是
    A.类风湿关节炎
    B.败血症
    C.皮肌炎
    D.系统性红斑狼疮
    E.肾盂肾炎

107.为缓解病情,首选的药物是
    A.抗生素
    B.糖皮质激素

    C.非甾体抗炎药
    D.镇痛药
    E.红霉素

(108 ~ 110 共用题干)
患者,女,42 岁。3 小时前劳动中突感全头剧痛,难以忍受,伴恶心,喷射性呕吐数次。入院查体:神清言明,颅神经正常,四肢肌力 5 级,脑膜刺激征(+)。头颅 CT:左脑外侧裂池可疑高密度影。

108.该患者最可能的诊断是
    A.脑出血
    B.脑血栓
    C.蛛网膜下腔出血
    D.血管性头痛
    E.脑梗死

109.为明确诊断,最确切的检查方法是
    A.脑电图
    B.头颅 CT 增强扫描
    C.腰椎穿刺
    D.头颅 DSA
    E.脑血管造影

110.下列哪项治疗原则不妥
    A.控制出血
    B.防治继发性脑血管痉挛
    C.去除病因
    D.防止复发
    E.持续降颅内压,防止脑积水

(111 ~ 113 题共用题干)
患者,男,58 岁。有高血压病史 10 年,于用力排便时,突然出现剧烈头痛、呕吐,右侧肢体活动不利、失语,随即出现意识模糊,测血压 210/120mmHg,右侧瘫痪。

111.最可能的诊断是
    A.蛛网膜下腔出血
    B.脑出血
    C.脑栓塞
    D.脑血栓形成
    E.短暂性脑缺血发作

112.为明确诊断,应首选下列哪项检查
    A.脑脊液检查
    B.CT

C. MRI

D. 头颅 X 线平片

E. 脑电图

113. 对该患者的治疗,下列哪项不恰当

A. 20% 甘露醇快速静点

B. 控制血压在 140/90mmHg 左右

C. 保持呼吸道通畅

D. 保持安静

E. 防治感染

(114~116 题共用题干)

患者,男,36 岁。平素体健,淋雨后发热、咳嗽 2 天,右上腹痛伴气急、恶心 1 天。查体:体温 39℃。检查:白细胞 10.8×10^9/L,中性粒细胞 80%;胸部 X 线片:大片状浓淡不均、密度增高的阴影。

114. 除考虑急腹症外,还应重点鉴别的疾病是

A. 自发性气胸

B. 肺梗死

C. 肺炎链球菌肺炎

D. 肺结核

E. 膈神经麻痹

115. 查体应注意有无

A. 右上腹肌紧张

B. 上腹部压痛

C. 肺肝界改变

D. 肺部湿啰音

E. 肠鸣音

116. 治疗应首选的药物是

A. 解热镇痛药

B. 庆大霉素

C. 苄星青霉素

D. 头孢他啶

E. 胃肠解痉剂

(117~119 题共用题干)

患者,男,23 岁。间断脓血便 2 年,大便成形或糊状,每日 1~3 次,有时里急后重,抗生素治疗无效。

117. 该患者最可能的诊断是

A. 溃疡性结肠炎

B. Crohn 病

C. 慢性细菌性痢疾

D. 肠结核

E. 阿米巴肠炎

118. 为明确诊断,最有意义的检查是

A. 大便培养

B. 大便常规检查

C. 大便隐血检查

D. 肠道钡剂造影检查

E. 结肠镜检查

119. 治疗中不宜先考虑应用

A. 柳氮磺胺吡啶

B. 5 - 氨基水杨酸

C. 灭滴灵

D. 痢特灵

E. 强的松

(120~122 题共用题干)

患者,女,45 岁。阵发性心悸半年,时有胸闷,下肢水肿 5 天来门诊。心电图示窦性心律,心率 64 次/分,PR 间期 0.24 秒,伴完全性右束支传导阻滞,诊断为扩张型心肌病,心功能不全。入院后予以洋地黄、利尿剂和扩血管药物治疗。第 4 天突然神志不清,抽搐,听诊心音消失,血压为 70/50mmHg,经救治后神志清醒,心跳恢复,心率 45 次/分,并有频发期前收缩。

120. 患者神志不清,抽搐应考虑为

A. 心源性休克

B. 阿 - 斯综合征

C. 脑栓塞

D. 重度心衰

E. 一过性脑血管痉挛

121. 心电图示Ⅲ度房室传导阻滞,频发室性期前收缩,其原因考虑与下列哪项有关

A. 洋地黄

B. 利尿剂

C. 血管药物

D. 心衰加重

E. 疾病的进展

122. 如患者神志不清发作时,心电图显示下列哪种情况适宜作电复律治疗

A. 频发性室早

B. 短阵成串室速

C.心房颤动

D.心房扑动

E.室扑或室颤

B1 型题 (123～150 题)

答题说明

以下提供若干组考题,每组考题共用在考题前列出的 A、B、C、D、E 五个备选答案。请从中选择一个最佳答案。某个备选答案可能被选择一次、多次或不被选择。

A.HBsAg(+)

B.抗 – HBs(+)

C.HBeAg(+)

D.抗 – HBc(+)

E.抗 – HBe(+)

123.表明机体获得对 HBV 免疫力及乙型肝炎患者痊愈的指标是

124.表明 HBV 感染进入后期与传染性减低的指标是

A.苦笑面容

B.伤寒面容

C.甲亢面容

D.二尖瓣面容

E.慢性病面容

125.消瘦,两眼球突出,兴奋不安,呈惊恐貌,多见于

126.两颧紫红,口唇发绀,多见于

A.脉搏短绌

B.水冲脉

C.奇脉

D.颈静脉搏动

E.交替脉

127.主动脉瓣关闭不全,多表现为

128.缩窄性心包炎,多表现为

A.人

B.禽

C.猪

D.蚊

E.鼠

129.人感染高致病性禽流感的主要传染源是

130.流行性出血热的主要传染源是

A.流泪、流涎

B.瞳孔扩大

C.呼吸浅缓

D.心动过速

E.四肢强直性痉挛

131.属于急性有机磷杀虫药中毒毒蕈碱样症状的是

132.属于急性有机磷杀虫药中毒烟碱样症状的是

A.苯妥英钠

B.洋地黄

C.腺苷

D.维拉帕米

E.利多卡因

133.室上性心动过速的首选药物是

134.室性心动过速的首选药物是

A.黏膜皱襞呈蚯蚓状或串珠状充盈缺损

B.食管下端鸟嘴样、漏斗状狭窄,狭窄下缘光滑

C.黏膜皱襞消失、中断,管壁僵硬

D.食管内高密度影

E.食管贲门口上移,在膈上

135.食管癌的 X 线钡剂造影表现是

136.食管静脉曲张的 X 线钡剂造影表现是

A.血红蛋白 S 病

B.缺铁性贫血

C.乙醇中毒

D.骨髓纤维化

E.自身免疫性溶血性贫血

137.出现球形红细胞的疾病是

138.出现镰形红细胞的疾病是

A. 皮肤黏膜瘀点瘀斑

B. 左下腹压痛

C. 恐水

D. 相对缓脉

E. 畏寒

139. 狂犬病的特征性表现是

140. 流行性脑脊髓膜炎的特征性表现是

　

A. 感染

B. 尿路梗阻

C. 妊娠

D. 重症肝病

E. 糖尿病

141. 慢性肾炎急性发作最常见的诱因是

142. 尿路感染最重要的易患因素是

　

A. 甘露醇

B. 低分子肝素

C. 巴曲酶

D. 阿司匹林

E. 组织型纤溶酶原激活剂

143. 治疗脑梗死,具有抗凝作用的药物是

144. 治疗脑梗死,具有降纤作用的药物是

　

A. 伤寒

B. 中毒性菌痢

C. 霍乱

D. 流行性乙型脑炎

E. 急性病毒性肝炎

145. 白细胞、血红蛋白均升高,多见于

146. 嗜酸性粒细胞减少或消失,多见于

　

A. 医学关系中的主体在道义上应享有的权利和利益

B. 医学关系中的主体在道义上应履行的职责和使命

C. 医学关系中的主体对应尽义务的自我认识和自我评价的能力

D. 医学关系中的主体因履行道德职责受到褒奖而产生的自我赞赏

E. 医学关系中的主体在医疗活动中对自己和他人关系的内心体验和感受

147. 作为医学伦理学基本范畴的良心是指

148. 作为医学伦理学基本范畴的情感是指

　

A. 尊重患者的人格

B. 精诚团结,密切协作

C. 分秒必争,全力以赴

D. 具有无私奉献精神

E. 保守隐私和秘密

149. 上述各项中符合急诊科道德要求的是

150. 上述各项中符合传染科道德要求的是

A1 型题(1~28题)

答题说明

每一道试题下面有 A、B、C、D、E 五个备选答案。请从中选择一个最佳答案。

1. 哮证发作期的主要病机是
   A. 外邪侵袭,肺失宣降
   B. 肺失宣肃,肺气上逆
   C. 痰气搏结,气道被阻
   D. 邪袭于肺,肺气不利
   E. 肺脏虚弱,气失所主

2. 除下列哪项外,均为喘证的特征
   A. 呼吸困难
   B. 张口抬肩
   C. 胸高胀满
   D. 鼻翼扇动
   E. 不能平卧

3. 按"经脉所过,主治所及"的理论,颠顶痛宜选用
   A. 太冲
   B. 列缺
   C. 足临泣
   D. 后溪
   E. 内庭

4. 下列选项中,属于胸痹主症的是
   A. 胸部闷痛,甚则胸痛彻背,休息或用药后可缓解
   B. 自觉心中悸动不安,心搏异常
   C. 咳嗽,胸痛,脓血痰
   D. 胸胁胀痛,持续不解,多伴有咳唾
   E. 心下有气攻冲作痛

5. 治疗狂证痰热瘀结证,应首选
   A. 顺气导痰汤
   B. 越鞠丸
   C. 生铁落饮
   D. 琥珀养心丹
   E. 癫狂梦醒汤

6. 大腿外侧正中,髌底上7寸是
   A. 伏兔
   B. 风市
   C. 梁丘
   D. 髀关
   E. 承扶

7. 下列哪项不是脾胃虚寒型呕吐的症状
   A. 饮食稍不慎即呕吐
   B. 朝食暮吐
   C. 面色白
   D. 四肢不温
   E. 呕吐时作时止

8. 气秘的证机概要是
   A. 脾肺气虚,传送无力
   B. 肝脾气滞,腑气不通
   C. 阴津不足,肠失濡润
   D. 阳气虚衰,阴寒凝结
   E. 阴寒内盛,凝滞胃肠

9. 治疗目赤肿痛,应首选的腧穴是
   A. 大敦
   B. 丘墟
   C. 曲泉
   D. 期门
   E. 行间

10. 下列哪项不属于阳黄与阴黄的鉴别要点
    A. 小便黄与不黄
    B. 病程较长与较短
    C. 黄疸鲜明与晦暗
    D. 热证与寒证
    E. 虚证与实证

11. 正疟的临床特征是
    A. 但寒不热,休作有时
    B. 但热不寒,休作无时
    C. 寒热往来,休作无时
    D. 寒战壮热,休作有时
    E. 寒战壮热,休作无时

12. 横平第2骶后孔,旁开1.5寸的腧穴是
    A. 膀胱俞
    B. 中膂俞
    C. 白环俞
    D. 胞肓
    E. 小肠俞

13. 下列哪项不是阳水的特点

A. 多夹风邪

B. 起病急,病程短

C. 皮肤光亮而薄

D. 按之凹陷难复

E. 头面先肿

14. **鼓胀的病位在**

A. 肺、脾、肾

B. 心、脾、肾

C. 肝、脾、肾

D. 心、肝、肾

E. 心、肺、肾

15. **下列部位除哪项以外都应禁止直接灸**

A. 眼睛

B. 胸腹部

C. 颜面部

D. 浅表血管部

E. 腋窝正中

16. **治疗淋证之劳淋,应首选的方剂是**

A. 左归丸

B. 右归丸

C. 八正散

D. 知柏地黄丸

E. 无比山药丸

17. **以小腹胀满疼痛、小便涩滞、淋沥不宣为特征的病证是**

A. 热淋

B. 血淋

C. 石淋

D. 气淋

E. 劳淋

18. **治疗周围性面瘫,应选择的头穴线是**

A. 顶颞前斜线

B. 顶颞后斜线

C. 顶旁2线

D. 颞前线

E. 颞后线

19. **癃闭的病位虽在膀胱,但与其关系密切的脏腑还有**

A. 肺、脾、肾、三焦

B. 肺、肾、胃、三焦

C. 肝、脾、肾、小肠

D. 肺、脾、胃、三焦

E. 肺、脾、肝、小肠

20. **郁证之梅核气与噎膈的鉴别要点是**

A. 患者的年龄与性别

B. 有无咽喉阻塞感

C. 有无吞咽困难

D. 有无咽干、灼热、咽痒

E. 有无长期吸烟、饮酒史

21. **治疗感冒的主穴是**

A. 列缺、合谷、肺俞、太渊、大椎

B. 太渊、肺俞、合谷、鱼际、三阴交

C. 列缺、合谷、大椎、太阳、风池

D. 鱼际、尺泽、膻中、肺俞、定喘

E. 尺泽、肺俞、膏肓、太溪、足三里

22. **治疗尿血肾气不固证,应首选的方剂是**

A. 六味地黄丸

B. 十灰散

C. 春泽汤

D. 保真汤

E. 无比山药丸

23. **针灸治疗缺乳,应选取的腧穴是**

A. 乳根、膻中、少泽

B. 乳根、太冲、足三里

C. 乳根、内关、期门

D. 膻中、少泽、太冲

E. 肝俞、膻中、少泽

24. **治疗虚劳心阳虚证,应首选的方剂是**

A. 桂枝甘草汤

B. 苓桂术甘汤

C. 保元汤

D. 炙甘草汤

E. 人参养荣丸

25. **下列哪项不是治疗耳鸣、耳聋实证的主穴**

A. 翳风

B. 听会

C. 侠溪

D. 中渚

E. 下关

26. **治疗痿证肺热津伤证,应首选的方剂是**

A. 加味二妙散

B. 清金化痰汤

C.补中益气汤

D.圣愈汤

E.清燥救肺汤

27.与上牙痛关系最密切的经脉是

 A.手阳明大肠经

 B.手太阳小肠经

 C.足少阳胆经

 D.足阳明胃经

E.手少阳三焦经

28.下列各项,不属于寒湿腰痛主症特点的是

 A.腰部冷痛重着

 B.腰部转侧不利

 C.静卧腰痛减轻

 D.寒冷和阴雨天则加重

 E.脉沉而迟缓

A2 型题(29~75 题)

答题说明

 每一道试题是以一个小案例出现的,其下面都有 A、B、C、D、E 五个备选答案。请从中选择一个最佳答案。

29.患者,男,65 岁。咳嗽 40 多年。近日症状加重,且出现神志恍惚,谵语,烦躁不安,咳逆喘促,咳痰不爽,继则嗜睡、昏迷、抽搐,舌质暗红,苔白腻,脉细滑数。其治法是

 A.豁痰息风定痫

 B.息风通络镇痉

 C.清热化痰开窍

 D.涤痰开窍息风

 E.豁痰顺气平肝

30.患者,男,30 岁。咳嗽气急,咳吐脓臭腥痰,壮热烦躁,胸闷而痛,转侧不利,口干咽燥,苔黄腻,脉滑数。治疗宜选

 A.大黄牡丹皮汤

 B.银翘散

 C.千金苇茎汤

 D.加味桔梗汤

 E.桔梗白散

31.患儿,男,3 岁。面色萎黄,形体消瘦,时有口干腹胀,不思饮食,烦躁啼哭,毛发稀疏,大便如米泔,舌苔黄腻,脉细。治疗应首选

 A.下脘、足三里、四缝、商丘

 B.上脘、三阴交、太冲、解溪

 C.下脘、中脘、上脘、内庭

 D.下脘、上脘、四缝、足三里

 E.中脘、合谷、曲池、四缝

32.患者,男,36 岁。症见喘促短气,言语无力,咳声低弱,自汗畏风,咽喉不利,口干面红,舌质淡红,脉细弱。应诊断为

A.肺阴亏虚之喘证

B.肺脾气虚之喘证

C.肺气虚耗之喘证

D.肺肾阴亏之喘证

E.脾肾两虚之喘证

33.患者,女,57 岁。既往有肺胀病史 15 年。1 周前,劳累后出现面浮,下肢肿,呼吸喘促难续,心悸,胸脘痞闷,尿少,怕冷,纳呆,舌苔白滑,脉沉细。治疗应首选

 A.济生肾气丸

 B.真武汤

 C.实脾饮

 D.参附汤

 E.金匮肾气丸

34.患者,女,45 岁。2 天前感觉胁肋部皮肤灼热疼痛,皮色发红,继则出现簇集性粟粒状大小丘状疱疹,呈带状排列,兼见口苦,心烦,易怒,脉弦数。治疗除取主穴外,还应选

 A.大椎、曲池、合谷

 B.行间、大敦、阳陵泉

 C.血海、隐白、内庭

 D.足三里、阴陵泉、阳陵泉

 E.内庭、曲池、太白

35.患者,男,52 岁。2 年来心中悸动不安,眩晕,胸闷痞满,渴不欲饮,恶心,流涎,舌淡胖,苔白滑,脉沉细而滑。治疗应首选

 A.清气化痰丸

 B.归脾汤

C. 甘麦大枣汤

D. 黄连温胆汤

E. 苓桂术甘汤

36. 患者,女,63 岁。胸痛发作 1 小时,胸闷痛,气短喘促,痰黄黏,形体肥胖,舌胖大,苔黄厚腻,脉滑数。治疗应首选

  A. 瓜蒌薤白半夏汤合涤痰汤

  B. 小陷胸汤

  C. 枳实薤白桂枝汤合当归四逆汤

  D. 丹参饮

  E. 苏合香丸

37. 患者,男,23 岁。右前臂内侧有红丝一条,向上走窜,停于肘部。用砭镰疗法的操作要点是

  A. 沿红线两头,针刺出血

  B. 梅花针沿红线打刺,微微出血

  C. 用三棱针沿红线寸寸挑断,并微微出血

  D. 用三棱针点刺出血

  E. 梅花针沿红线打刺,微微出血,并加神灯照法

38. 患者,女,67 岁。突然昏厥,喉有痰声,或呕吐涎沫,呼吸气粗,舌苔白腻,脉沉滑。治疗宜选

  A. 二陈汤

  B. 六磨汤

  C. 温胆汤

  D. 导痰汤

  E. 通幽汤

39. 患者,男,60 岁。痢下赤白黏冻,白多赤少,腹痛,里急后重,饮食乏味,中脘饱闷,头身困重,舌淡,苔白腻,脉濡缓。其辨证是

  A. 寒湿痢

  B. 休息痢

  C. 噤口痢

  D. 虚寒痢

  E. 阴虚痢

40. 患者,女,64 岁。耳中如蝉鸣,时作时止,劳累则加剧,按之鸣声减弱。治疗应首选

  A. 太阳、听会、角孙

  B. 丘墟、足窍阴、外关

  C. 太阳、听会、合谷

  D. 听会、侠溪、中渚

  E. 太溪、照海、听宫

41. 患者,男,40 岁。3 天前开始目黄身黄,其色鲜明,发热口渴,恶心呕吐,尿少便秘,苔黄腻,脉弦数。治疗应首选

  A. 茵陈五苓散

  B. 茵陈蒿汤

  C. 甘露消毒丹

  D. 茵陈术附汤

  E. 大柴胡汤

42. 患者,男,54 岁。腹胀且痛,便秘纳呆,时有条状物聚起在腹部,重按则胀痛更甚,苔腻,脉弦滑。应诊断为

  A. 气结血瘀之积证

  B. 肝气夹痰之聚证

  C. 食滞痰阻之聚证

  D. 肝郁气滞之聚证

  E. 气郁血瘀之积证

43. 患者,男,36 岁。胃脘隐隐疼痛,针灸治疗应取的腧穴是

  A. 胃俞、脾俞、太冲

  B. 期门、阳陵泉、中脘

  C. 三阴交、膈俞、中脘

  D. 足三里、内关、中脘

  E. 合谷、太冲、中脘

44. 患者,女,68 岁。腹大坚满,脘腹绷急,烦热口苦,渴不欲饮,小便赤涩,大便秘结,舌暗,苔黄腻,脉弦数。其治法是

  A. 清热化湿,理气利水

  B. 清肝泄热,通腑泻下

  C. 通阳利水,攻下逐水

  D. 理气化瘀,攻下逐水

  E. 清热利湿,攻下逐水

45. 患者,女,65 岁。头胀痛如裂,发热恶风,口渴欲饮,便秘,溲黄,舌红,苔黄,脉浮数。治疗应首选的方剂是

  A. 川芎茶调散

  B. 龙胆泻肝汤

  C. 芎芷石膏汤

  D. 桑菊饮

  E. 天麻钩藤饮

46. 患者,男,38 岁。大便排出困难,腹中冷痛,面色㿠白,畏寒喜暖,小便清长,舌淡苔白,脉沉迟。治疗除主穴外,还应加用

A.合谷、内庭

B.太冲、中脘

C.脾俞、气海

D.神阙、关元

E.足三里、气海

47.患者,男,34岁。近日发热,寒战时作,每日一发,热多寒少,汗出不畅,头痛,骨节酸痛,口渴引饮,便秘尿赤,舌红苔黄,脉弦数。其辨证是

A.温疟

B.正疟

C.寒疟

D.劳疟

E.疟母

48.患者,男,50岁。素喜肥甘醇酒。昨日鼻衄,血色鲜红,口渴欲饮,鼻干,口干臭秽,烦躁,便秘,舌红苔黄,脉数。治疗应首选

A.白虎汤

B.玉女煎

C.泻白散

D.茜根散

E.化肝煎

49.患者,男,55岁。1周来每日黎明之前腹微痛,痛即泄泻,腹部和下肢畏寒,舌淡苔白,脉沉细,治疗除取主穴外,还应加

A.胃俞、合谷

B.肝俞、内关

C.三焦俞、公孙

D.命门、关元

E.关元俞、三阴交

50.患者,女,39岁。和丈夫生气后情绪不宁,胸胁胀痛,脘闷嗳气,纳呆便秘,心悸,苔薄,脉弦。治疗应首选

A.柴胡疏肝散

B.越鞠丸

C.丹栀逍遥散

D.甘麦大枣汤

E.天王补心丹

51.患者,女,31岁。口干唇燥,口渴多饮,尿频量多,浑浊如脂膏,时或烦躁,遗精,头晕耳鸣,舌质红,脉细数。治疗应首选

A.右归丸

B.玉女煎

C.消渴方

D.白虎加人参汤

E.六味地黄丸

52.患者,女,23岁。右侧口眼歪斜1天,诊断为周围性面神经麻痹。针灸治疗应

A.局部取穴,轻浅刺激

B.局部取穴,强刺激

C.循经远取,用补法

D.局部取穴,轻浅刺激,配合循经远取

E.局部取穴,强刺激,配合循经远取

53.患者,男,61岁。劳累后即见低热5年。近来每日上午低热,伴倦怠无力,纳少便溏,舌淡薄白,脉细弱。其辨证是

A.阴虚证

B.气虚证

C.血瘀证

D.阳虚证

E.肝郁证

54.患者,女,52岁。双膝关节痛已3年,时轻时重。近1周膝部红肿灼热,痛不可触,苔黄,脉滑。最佳的治疗方法是

A.皮内针

B.艾灸

C.耳针

D.水针

E.刺络拔罐

55.患者,女,45岁。2个月前患悬饮,经积极治疗,饮邪已退,病情好转。现仍胸胁灼痛,呼吸不畅,闷咳,天阴时明显,舌暗苔薄,脉弦。治疗应首选

A.柴胡疏肝散

B.柴枳半夏汤

C.小柴胡汤

D.香附旋覆花汤

E.瓜蒌薤白白酒汤

56.患者,男,67岁。腰部冷痛重着,拘挛不可俯仰,舌淡,苔白,脉紧。针灸治疗除阿是穴、大肠俞、委中外,还应选取

A.膈俞、次髎

B.命门、腰阳关

C.肾俞、足三里

D. 肾俞、太溪

E. 悬钟、申脉

57. 患者,女,34 岁。2 个月前受凉后出现四肢关节疼痛,游走不定,关节屈伸不利,起病之初曾有恶风发热,纳可,二便调,舌淡红,苔薄白,脉浮紧。应诊断为

A. 痛痹

B. 行痹

C. 着痹

D. 热痹

E. 中风

58. 患者,男,49 岁。失眠日久,兼见头晕耳鸣,腰膝酸软,五心烦热,舌质红,脉细数。针灸取穴以安眠、照海、申脉、神门、三阴交为主,配取

A. 心俞、脾俞

B. 肾俞、太溪

C. 心俞、胆俞

D. 心俞、肝俞

E. 内关、足三里

59. 患者,男,55 岁。下肢痿软无力半年,逐渐加重,腰脊酸楚,肢体困倦,咽干耳鸣,舌红少苔,脉细数。治宜选用

A. 虎潜丸

B. 三妙丸

C. 宣痹汤

D. 参苓白术散

E. 疏凿饮子

60. 患者,男,47 岁。下肢弛缓无力 1 年余,肌肉明显萎缩,功能严重受限,并感麻木、发凉,腰酸、头晕,舌红少苔,脉细数。治疗应首选

A. 阳明经穴

B. 太阳经穴

C. 督脉经穴

D. 少阳经穴

E. 厥阴经穴

61. 患者,女,35 岁。反复发作气急痰鸣 6 年余。昨夜受寒复发,喉中哮鸣如水鸡声,呼吸急促,喘憋气逆,胸膈满闷如塞,咳不甚,痰少咯吐不爽,色白而多泡沫,渴喜热饮,形寒怕冷,面色青晦,舌苔白滑,脉浮紧。其治法是

A. 清热宣肺,化痰定喘

B. 宣肺散寒,化痰平喘

C. 解表散寒,清化痰热

D. 祛风涤痰,降气平喘

E. 补肺纳肾,降气化痰

62. 患者微恶风寒,发热重,浊涕,痰稠或黄,咽喉肿痛,苔薄黄,脉浮数。治疗取大椎穴,宜采用的刺灸法是

A. 刺络拔罐法

B. 毫针捻转补法

C. 毫针提插补法

D. 毫针平补平泻法

E. 温针灸

63. 患者,男,45 岁。咳嗽半年余,咳时无力,气短声低,咳痰清稀色白,量较多,时有咯血,血色淡红,午后潮热,伴有畏风,怕冷,盗汗,纳少神疲,便溏,面白颧红。近期曾有与肺痨病人接触史。舌质光淡,边有齿印,苔薄,脉细弱而数。治疗应首选

A. 秦艽鳖甲散

B. 月华丸

C. 百合固金汤

D. 保真汤

E. 补天大造丸

64. 患者,男,76 岁。神情淡漠,寡言少语,反应迟钝,记忆力减退,头晕耳鸣,腰酸骨软,舌质红,苔薄白,脉沉细。针刺应配

A. 太冲、内庭

B. 十宣、涌泉

C. 肝俞、肾俞

D. 丰隆、中脘

E. 膈俞、内关

65. 患者,男,52 岁。两年来心中悸动不安,眩晕,胸闷痞满,渴不欲饮,恶心,流涎,舌淡胖,苔白滑,脉沉细而滑。其诊断是

A. 眩晕,痰浊上蒙证

B. 心悸,水饮凌心证

C. 眩晕,气血亏虚证

D. 心悸,心阳不振证

E. 眩晕,肾精不足证

66. 患者,男,66 岁。小便滴沥不爽,排出无力,甚则点滴不通,精神疲惫,兼见面色白,腰膝酸软,畏

寒乏力,舌质淡,脉沉细而弱。治疗除取主穴外,还应选取

A.太溪、命门

B.曲骨、委阳

C.太冲、大敦

D.中极、膀胱俞

E.血海、三阴交

67.患者,男,42岁。头昏胀痛,两侧为重,脾气暴躁,心烦不宁,口苦面红,胁痛,舌红苔黄,脉弦数。其治法是

A.养血滋阴,和络止痛

B.疏风清热和络

C.祛风胜湿通窍

D.平肝潜阳息风

E.疏风散寒,通络止痛

68.患者,女,30岁。乳房肿块、疼痛,月经前加重,兼腰酸乏力,月经失调,色淡量少,舌淡,脉沉细,针刺应选取的配穴为

A.阳陵泉、光明

B.天枢、气海

C.肝俞、太冲

D.脾俞、胃俞

E.关元、肝俞

69.患者,男,39岁。小便频数短涩,灼热刺痛,尿中夹砂石,排尿时突然中断,尿道窘迫疼痛,尿中带血。治疗应首选

A.八正散

B.石韦散

C.小蓟饮子

D.沉香散

E.无比山药丸

70.患者,男,45岁。关节肌肉疼痛,屈伸不利,疼痛较剧,痛有定处,遇寒痛增,得热痛减,局部皮色不红,触之不热,舌苔薄白,脉弦紧。治疗除选用阿是穴、局部经穴外,还应选用的穴位是

A.肾俞、关元

B.阴陵泉、足三里

C.大椎、曲池

D.膈俞、关元

E.膈俞、血海

71.患者,男性,45岁。反复胃脘疼痛10年,近2天胃脘疼痛,似刀割,痛有定处,按之痛甚,痛时持久,食后加剧,入夜尤甚,黑便,舌质紫暗,脉涩。治疗应首选

A.血府逐瘀汤

B.失笑散合丹参饮

C.桃核承气汤

D.身痛逐瘀汤

E.复元活血汤

72.患者,女,30岁。3天前因对着空调入睡,次日睡眠醒来时发现一侧面部肌肉板滞、麻木、瘫痪,额纹消失。针刺起远治作用的主穴是

A.攒竹、丝竹空

B.合谷、太冲

C.阳白、四白

D.颧髎、颊车

E.丝竹空、阳白

73.患者,男,40岁,胃脘灼热疼痛,痛势急迫,烦怒,口苦,泛吐酸水,舌红苔薄黄,脉弦数。治疗应首选

A.化肝煎

B.黛蛤散

C.小柴胡汤

D.柴胡疏肝散

E.龙胆泻肝汤

74.患儿,女,10岁。阵发性右上腹绞痛,伴恶心呕吐,腹部平软。若用特定穴治疗,应首选

A.原穴

B.络穴

C.背俞穴

D.郄穴

E.下合穴

75.患者,女,50岁。家属代诉:刚刚与人争吵,突然昏倒,不省人事。症见面色苍白,汗出,四肢逆冷,脉细缓。治疗应首选

A.百会、神庭、印堂、太阳

B.百会、囟会、水沟、承浆

C.通天、四神聪、神门、液门

D.水沟、合谷、足三里、中冲

E.三阴交、合谷、神门、大陵

A3 型题(76~120 题)

答题说明

以下提供若干个案例,每个案例下设 3 道考题。请根据题干所提供的信息,在每一道考题下面的 A、B、C、D、E 五个备选答案中选择一个最佳答案。

(76~78 题共用题干)

患者,男,21 岁。哮喘 1 天,气粗息涌,喉中哮鸣,咳呛阵作,咳痰色黄,黏浊稠厚,烦闷不安,汗出,口苦,舌质红,苔黄腻,脉弦滑。

76. 其诊断是

    A. 哮病之热哮证

    B. 哮病之寒哮证

    C. 喘证之风寒闭肺证

    D. 喘证之痰热遏肺证

    E. 喘证之痰浊阻肺证

77. 其治法是

    A. 温肺散寒,化痰平喘

    B. 清热宣肺,化痰定喘

    C. 温阳利水,泻壅平喘

    D. 化痰降逆,宣肺定喘

    E. 开郁降气,宣肺平喘

78. 治疗应首选的方剂是

    A. 射干麻黄汤

    B. 胃苓汤

    C. 保和丸

    D. 平胃散

    E. 定喘汤

(79~81 题共用题干)

患者,男,68 岁。近年来记忆力、计算力明显减退,继之神情呆滞,语不达意,喜闭门独居,回答问题迟钝,常有口误,伴腰膝酸软,步履艰难,舌瘦色淡,苔薄白,脉沉细。

79. 其诊断是

    A. 心脾不足之健忘

    B. 肾精亏耗之健忘

    C. 髓海不足之痴呆

    D. 脾肾两虚之痴呆

    E. 痰浊蒙窍之痴呆

80. 其治法是

    A. 补肾益髓,填精养神

    B. 补肾健脾,益气生精

    C. 豁痰开窍,健脾化浊

    D. 补益心脾,养血安神

    E. 滋阴降火,交通心肾

81. 治疗应首选的方剂是

    A. 还少丹加减

    B. 七福饮加减

    C. 涤痰汤加减

    D. 归脾汤加减

    E. 六味地黄合交泰丸加减

(82~84 题共用题干)

患者,男,52 岁。呕吐清水,胃部不适,喜热畏寒,身倦,便溏,小便可,舌苔白,脉迟。

82. 诊断是

    A. 呕吐

    B. 胃痛

    C. 腹痛

    D. 胁痛

    E. 呃逆

83. 治疗应选取的主穴是

    A. 期门、太冲、支沟、阳陵泉

    B. 足三里、天枢、关元

    C. 足三里、中脘、内关

    D. 中脘、胃俞、内关、足三里

    E. 膈俞、内关、中脘、足三里、膻中

84. 治疗除取主穴外,还应加用的腧穴是

    A. 上脘、胃俞

    B. 肝俞、太冲

    C. 肾俞、太溪

    D. 脾俞、丘墟

    E. 胃俞、血海

(85~87 题共用题干)

患者,男,43 岁。既往有失眠病史 2 年。不寐多梦,有时彻夜不眠,伴急躁易怒,头晕脑涨,口苦,大便

偏干,尿黄赤,舌红苔黄,脉弦数。

85. 其辨证是
    A. 痰热扰心
    B. 肝火扰心
    C. 心脾两虚
    D. 心肾不交
    E. 心胆气虚

86. 其治法是
    A. 清化痰热,和中安神
    B. 疏肝泻火,镇心安神
    C. 益气镇惊,安神定志
    D. 滋阴降火,交通心肾
    E. 补益心脾,养血安神

87. 治疗应首选的方剂是
    A. 黄连温胆汤加减
    B. 安神定志丸加减
    C. 六味地黄丸合交泰丸加减
    D. 龙胆泻肝汤加减
    E. 归脾汤加减

(88~90题共用题干)

患者,女,55岁。近3天来头痛反复发作,头痛如裹,痛无休止,肢体困重,苔白腻,脉濡。

88. 其辨证是
    A. 血虚头痛
    B. 风湿头痛
    C. 痰浊头痛
    D. 瘀血头痛
    E. 肝阳上亢头痛

89. 针灸治疗应选取的主穴是
    A. 百会、风池、合谷、阿是穴
    B. 率谷、阿是穴、风池、外关、足临泣、太冲
    C. 百会、风池、太冲、内关
    D. 百会、风池、肝俞、肾俞、足三里
    E. 百会、安眠、神门、三阴交、照海、申脉

90. 针灸治疗除主穴外,应加取
    A. 印堂、内庭
    B. 中脘、丰隆
    C. 风门、列缺
    D. 太溪、太冲
    E. 头维、阴陵泉

(91~93题共用题干)

患者,男,18岁。2小时前突然尖叫一声,继而昏倒,不省人事,四肢抽搐,口吐白沫,两眼上吊,二便失禁。20分钟后清醒,一如常人,对发病过程不知。其有类似病史,舌质红,苔白腻,脉弦滑有力。

91. 其诊断是
    A. 厥证
    B. 郁证
    C. 癫狂
    D. 气厥实证
    E. 痫病

92. 其辨证是
    A. 风痰闭阻
    B. 痰火扰神
    C. 瘀阻脑络
    D. 心脾两虚
    E. 心肾亏虚

93. 治疗应首选的方剂是
    A. 定痫丸加减
    B. 通窍活血汤加减
    C. 顺气导痰汤加减
    D. 六君子汤合归脾汤加减
    E. 黄连温胆汤加减

(94~96题共用题干)

患者,男,70岁。吞咽困难2年,加重3个月。食入格拒不下,入而复出,水饮难进,心烦口干,胃脘灼热,大便干结如羊屎,形体消瘦,皮肤干枯,小便短赤,舌质光红,干裂少津,脉细数。

94. 其证候是
    A. 痰气交阻证
    B. 瘀血内结证
    C. 胃火炽盛证
    D. 津亏热结证
    E. 气虚阳微证

95. 其治法是
    A. 开郁化痰,润燥降气
    B. 滋阴养血,破血行瘀
    C. 清胃泻火
    D. 滋阴养血,润燥生津
    E. 温补脾肾

96.治疗应首选的方剂是

A. 沙参麦冬汤

B. 启膈散

C. 补气运脾汤

D. 通幽汤

E. 凉膈散

(97～99题共用题干)

患者,女,40岁。肘膝关节疼痛半年,屈伸不利,痛无定处,遇寒加重,舌淡苔白,脉浮。

97.其辨证是

A. 行痹

B. 痛痹

C. 着痹

D. 热痹

E. 痰瘀痹阻

98.治疗除阿是穴、局部经穴外,应加取

A. 关元、肾俞

B. 大椎、曲池

C. 血海、膈俞

D. 合谷、关元

E. 风市、外关

99.其治疗操作正确的是

A. 刺络拔罐法

B. 毫针捻转补法

C. 毫针提插补法

D. 毫针平补平泻法

E. 温针灸

(100～102题共用题干)

患者,女,28岁。反复出现皮肤青紫斑点或斑块,并有鼻出血,发热,口渴,大便秘结,舌红苔黄,脉弦数。

100.其辨证是

A. 胃热炽盛证

B. 肝火上炎证

C. 阴虚火旺证

D. 血热妄行证

E. 热邪犯肺证

101.其治法是

A. 补气摄血

B. 清热解毒,凉血止血

C. 滋阴降火,宁络止血

D. 健脾温中,养血止血

E. 清胃泻火,化瘀止血

102.治疗应首选的方剂是

A. 桑菊饮

B. 玉女煎

C. 茜根散

D. 犀角地黄汤

E. 十灰散

(103～105题共用题干)

患者,女,35岁。头晕目眩,伴面红目赤,目胀耳鸣,烦躁易怒,口苦,善太息,舌红,苔黄,脉弦数。

103.治疗除督脉穴外,还应主选的经穴是

A. 足少阴、足少阳经穴

B. 足太阴、足阳明经穴

C. 足厥阴、足太阴经穴

D. 足厥阴、足少阳经穴

E. 足太阴、足少阴经穴

104.针灸治疗应选取

A. 百会、风池、太冲、内关

B. 百会、风池、肝俞、肾俞、足三里

C. 印堂、太阳、头维、百会

D. 阳白、四白、颊车、地仓、合谷

E. 阳白、颧髎、四神聪、合谷、百会

105.治疗除主穴外,还应加取

A. 行间、侠溪、太溪

B. 气海、脾俞、胃俞

C. 头维、中脘、丰隆

D. 率谷、太阳、悬钟

E. 太溪、悬钟、三阴交

(106～108题共用题干)

患者,女,60岁。反复尿路感染5年。3天前因劳累而复发,症见小便淋沥不已,遇劳即发,时作时止,伴腰膝酸软,神疲乏力,舌淡,脉细弱。

106.其辨证是

A. 热淋

B. 血淋

C. 气淋

D. 膏淋

E. 劳淋

107. **其治法是**

A. 补气益血

B. 补脾益肾

C. 补益肝肾

D. 健脾补肺

E. 补肺益肾

108. **治疗应首选的方剂是**

A. 无比山药丸

B. 八珍汤

C. 河车大造丸

D. 金匮肾气丸

E. 附子理中丸

(109~111 题共用题干)

患者,男,61 岁。心悸不安,胸闷气短,动则尤甚,面色苍白,形寒肢冷,舌淡苔白,脉沉细无力。

109. **其辨证为**

A. 心虚胆怯

B. 阴虚火旺

C. 心阳不振

D. 水气凌心

E. 心血不足

110. **其治法为**

A. 镇惊定志,养心安神

B. 补血养心,益气安神

C. 化气行水,宁心安神

D. 温补心阳,安神定悸

E. 滋阴清火,养心安神

111. **治疗应首选**

A. 安神定志丸加减

B. 桂枝甘草龙骨牡蛎汤合参附汤加减

C. 苓桂术甘汤加减

D. 天王补心丹合朱砂安神丸加减

E. 黄连温胆汤加减

(112~114 题共用题干)

患者,女,30 岁。月经周期提前 10 余天,月经量少色淡,伴神疲气短,舌淡,脉细弱。

112. **其辨证是**

A. 气虚证

B. 血虚证

C. 虚热证

D. 寒凝证

E. 肾虚证

113. **针灸治疗应选取的主穴是**

A. 中极、次髎、地机、三阴交

B. 关元、三阴交、归来

C. 关元、三阴交、肝俞

D. 关元、三阴交、血海

E. 关元、三阴交、足三里

114. **治疗除主穴外,还应选取**

A. 脾俞、足三里

B. 肾俞、太溪

C. 气海、胃俞

D. 肾俞、命门

E. 太冲、期门

(115~117 题共用题干)

患者,男,68 岁。胸部膨满,喘息气粗,烦躁,目胀睛突,痰黄,黏稠难咯,身热,微恶寒,有汗不多,口渴欲饮,溲赤,便干。

115. **临床诊断为**

A. 胸痹

B. 肺胀

C. 心悸

D. 心衰

E. 虚劳

116. **辨证为**

A. 痰热郁肺证

B. 痰浊壅肺证

C. 正虚阳脱证

D. 阳虚水泛证

E. 肝火扰心证

117. **治疗应首选**

A. 越婢加半夏汤加减

B. 苏子降气汤合三子养亲汤加减

C. 四逆加人参汤

D. 真武汤合五苓散加减

E. 黄连温胆汤加减

(118~120题共用题干)

患者,女,54岁。胁部皮肤灼热疼痛2天后患部皮肤出现簇集粟粒大小丘状疱疹,呈带状排列,疱壁紧张,口苦,心烦,脉弦数。

118.其辨证为

A.肝经湿热

B.肝胆火盛

C.脾胃湿热

D.胃火炽盛

E.瘀血阻络

119.针灸治疗应取

A.手、足阳明经

B.阿是穴及相应夹脊穴

C.手、足太阳经

D.手、足太阴经

E.手、足厥阴经

120.治疗除主穴外,还应选取的腧穴是

A.神门、大陵

B.合谷、列缺

C.血海、三阴交

D.阴陵泉、内庭

E.行间、侠溪

B1型题(121~150题)

> **答题说明**
>
> 以下提供若干组考题,每组考题共用在考题前列出的A、B、C、D、E五个备选答案。请从中选择一个最佳答案。某个备选答案可能被选择一次、多次或不被选择。

A.申脉

B.列缺

C.足临泣

D.后溪

E.公孙

121.八脉交会穴中通任脉的是

122.八脉交会穴中通带脉的是

A.大杼

B.绝骨

C.太渊

D.膈俞

E.膻中

123."骨会"是

124."脉会"是

A.恶寒重,发热轻

B.口渴喜冷饮

C.肢体酸重,头昏

D.脉浮无力

E.舌红少苔

125.暑湿感冒可见

126.风寒感冒可见

A.六君子汤

B.补中益气汤

C.生脉地黄汤合金水六君煎

D.金匮肾气丸

E.玉屏风散

127.治疗哮病缓解期肺脾气虚,宜选用

128.治疗哮病缓解期肺肾两虚,宜选用

A.灯火灸

B.隔姜灸

C.隔蒜灸

D.隔盐灸

E.蒜泥灸

129.治疗阳气暴脱,可于神阙穴施

130.治疗风寒痹痛,常用

A.化痰降气,健脾益肺

B.清肺化痰,降逆平喘

C.温肺散寒,涤痰降逆

D.温肾健脾,化饮利水

E.涤痰开窍,息风止痉

131.痰浊壅肺型肺胀的治法为

132.痰热郁肺型肺胀的治法为

A. 温胆汤

B. 安神定志丸合酸枣仁汤

C. 归脾汤

D. 交泰丸

E. 养心汤

133. 病后心脾两虚而不寐者,治宜选用

134. 病后心胆气虚而不寐者,治宜选用

A. 阳白、外关

B. 列缺、风池

C. 曲池、外关

D. 内关、三阴交

E. 颧髎、迎香

135. 面痛风寒证,应在主方的基础上加

136. 面痛风热证,应在主方的基础上加

A. 半夏厚朴汤

B. 良附丸合正气天香散

C. 柴胡疏肝散

D. 枳实导滞丸

E. 香苏散

137. 治疗肝郁气滞型腹痛,应首选的方剂是

138. 治疗寒邪内阻型腹痛,应首选的方剂是

A. 中满分消丸合茵陈蒿汤

B. 柴胡疏肝散合胃苓汤

C. 实脾饮

D. 附子理苓汤

E. 茵陈五苓散

139. 治疗鼓胀病气滞湿阻证,应首选

140. 治疗鼓胀病水湿困脾证,应首选

A. 六味地黄丸

B. 金匮肾气丸

C. 七味白术散

D. 玉女煎

E. 消渴方

141. 消渴中消气阴两虚证,治疗应选

142. 消渴下消阴阳两虚证,治疗应选

A. 七福饮

B. 归脾汤

C. 黄连解毒汤

D. 涤痰汤

E. 通窍活血汤

143. 治疗痰浊蒙窍型痴呆,应首选

144. 治疗髓海不足型痴呆,应首选

A. 玉女煎

B. 龙胆泻肝汤

C. 泻白散合黛蛤散

D. 泻心汤合十灰散

E. 加味清胃散合泻心汤

145. 治疗吐血肝火犯胃证,应首选

146. 治疗鼻衄胃热炽盛证,应首选

A. 原穴

B. 络穴

C. 郄穴

D. 下合穴

E. 八脉交会穴

147. 表里两经同病者,治疗宜选

148. 病在腑者,治疗宜选

A. 通幽汤

B. 启膈散

C. 丁香透膈散

D. 沙参麦冬汤

E. 补气运脾汤

149. 痰气交阻型噎膈选用

150. 气虚阳微型噎膈选用

A1 型题(1~27 题)

答题说明

每一道试题下面有 A、B、C、D、E 五个备选答案。请从中选择一个最佳答案。

1. 下列属于阴证表现的是
   A. 高肿突起
   B. 根盘收束
   C. 坚硬如石或柔软如棉
   D. 有脓,脓质稠厚
   E. 肉芽红活润泽

2. 下列各项,不属于发的临床特点的是
   A. 初起仅有单个脓头
   B. 红肿蔓延成片
   C. 灼热疼痛
   D. 全身症状明显
   E. 红肿中央明显,四周较淡

3. 下列情志因素中,最易导致妇科疾病的是
   A. 怒、忧、思
   B. 思、悲、恐
   C. 怒、思、恐
   D. 怒、思、悲
   E. 忧、思、悲

4. 感冒夹惊证的治疗应该在疏风解表的基础上加用
   A. 镇惊丸
   B. 保和丸
   C. 二陈汤
   D. 桑菊饮
   E. 三拗汤

5. 小儿肺炎喘嗽与咳嗽的鉴别要点是
   A. 咳嗽剧烈
   B. 高热不退
   C. 气急鼻扇
   D. 痰涎壅盛
   E. 大便干结

6. 下列哪项不是疖的临床特点
   A. 好发于项后发际部、臀部
   B. 好发于夏、秋季节
   C. 好发于消渴患者
   D. 可发生于身体各处
   E. 此愈彼起,日久不愈,反复发作

7. 下列除哪项外,均属于肾虚月经先后无定期的主症
   A. 经行或先或后
   B. 月经量少色淡
   C. 小腹冷痛拒按
   D. 舌质淡,脉沉弱
   E. 头晕,腰酸如折

8. 异位妊娠未破损期的治疗方法为
   A. 活血化瘀,消癥杀胚
   B. 活血化瘀,消癥散结
   C. 益气摄血,佐以止痛
   D. 行气活血,化瘀止痛
   E. 凉血养血,佐以止痛

9. 胎萎不长的病因是
   A. 气血虚弱、脾肾不足、血寒宫冷
   B. 气血虚弱、肝肾精亏、脾肾阳虚
   C. 气血虚弱、脾肾不足、寒凝血瘀
   D. 脾肾不足、血寒宫冷、肝郁脾虚
   E. 血热扰胎、气血虚弱、脾肾不足

10. 乳蛾的治则是
    A. 清热解毒,利咽消肿
    B. 疏风清热,利咽消肿
    C. 养阴润肺,软坚利咽
    D. 辛温解表,疏风散寒
    E. 清热解毒,软坚散结

11. 流注的病因是
    A. 跌打损伤,瘀血停留
    B. 内郁湿火,外感风邪
    C. 恣食膏粱厚味
    D. 皮肤外伤,感染毒邪
    E. 患痧痘、麻疹之后,体虚余毒未清

12. 下列哪项是产后用药“三禁”
    A. 活血、清热、润肠
    B. 大汗、利湿、活血
    C. 大汗、峻下、利小便
    D. 解毒、温补、止血
    E. 祛风、除湿、消导

13. 产后小便淋痛肝经郁热证,治疗首选
    A. 加味五淋散
    B. 加味四物汤
    C. 小蓟饮子
    D. 龙胆泻肝汤
    E. 沉香散

14. 下列各项,不属于病毒性心肌炎特征的是
    A. 神疲乏力
    B. 面色苍白
    C. 心悸气短
    D. 肢冷多汗
    E. 恶寒发热

15. 猩红热邪侵肺卫证的治法是
    A. 清热解毒,清利咽喉
    B. 辛散寒邪,化痰利咽
    C. 辛凉宣透,清热利咽
    D. 温化寒湿,化痰利咽
    E. 滋阴清热,润肺利咽

16. 不属于脂瘤好发部位的是
    A. 关节部
    B. 头面部
    C. 下肢
    D. 手掌
    E. 上肢

17. 传染性软疣的首选治疗措施是
    A. 内治
    B. 中药外洗
    C. 推疣
    D. 挑治
    E. 鸦胆子散敷贴

18. 高位肛漏最适宜的手术方法是
    A. 切开法
    B. 切开疗法 + 挂线疗法
    C. 结扎法
    D. 垫棉法
    E. 引流法

19. 下列对阴痒的描述,正确的是
    A. 肝经湿热型阴痒应以内治法为主
    B. 妇女外阴及阴道瘙痒,甚则波及肛门周围,痒痛难忍,坐卧不宁,或伴有带下增多者,称为"阴痒"

C. 阴痒多见于实证
D. 阴痒多见于虚证
E. 肝肾阴虚型阴痒用龙胆泻肝汤治疗

20. 水痘病变脏腑主要在
    A. 肺、脾
    B. 心、脾
    C. 肝、脾
    D. 脾、肾
    E. 肺、肾

21. 下列各项,属于神经毒类的毒蛇是
    A. 蝰蛇
    B. 竹叶青蛇
    C. 尖吻蝮蛇
    D. 海蛇
    E. 眼镜蛇

22. 治疗阴挺气虚证,应首选的方剂是
    A. 举元煎
    B. 大补元煎
    C. 补中益气汤
    D. 归脾汤
    E. 人参归脾汤

23. "脏腑娇嫩、形气未充"说明小儿为
    A. 纯阳之体
    B. 稚阳之体
    C. 稚阴之体
    D. 稚阴稚阳之体
    E. 盛阳之体

24. 血热妄行型紫癜的临床表现,下列叙述错误的是
    A. 起病急骤
    B. 斑色鲜红
    C. 瘀斑大小相等
    D. 伴有鼻衄、齿衄
    E. 心烦,口渴,便秘

25. 蛔虫病虫瘕证的治法是
    A. 驱蛔杀虫,调理脾胃
    B. 散蛔驱虫,调胃定痛
    C. 行气通腑,散蛔驱虫
    D. 安蛔定痛,继则驱虫
    E. 调气活络,驱蛔杀虫

26. 初期以无痛性便血为主要症状的疾病是
    A. 肛裂

B. 肛痈

C. 肛瘘

D. 外痔

E. 内痔

A. 补中益气汤

B. 香砂六君子汤

C. 人参养营汤

D. 参苓白术散

E. 健固汤合四神丸

27. 治疗经行泄泻肾虚证,应首选

A2 型题(28~75 题)

答题说明

每一道试题是以一个小案例出现的,其下面都有 A、B、C、D、E 五个备选答案。请从中选择一个最佳答案。

28. 患者,男,78 岁。患者背部发现有头疽月余,局部疮形平塌,根盘散漫,疮色紫滞,溃后脓水稀少,伴唇燥口干,便艰溲短,舌质红,脉细数。内治应首选

A. 仙方活命饮

B. 竹叶黄芪汤

C. 托里消毒散

D. 知柏地黄汤

E. 清骨散

29. 患儿,女,7 岁。结喉处红肿,根盘散漫,肿势延及颈部两侧,按之软,有应指感。治疗应首选

A. 内服普济消毒饮

B. 外治以菊花汁调制玉露散箍围束毒

C. 半流质饮食

D. 切开排脓

E. 药线引流

30. 患者,女,26 岁。月经先期,量多,经色深红,质稠,伴心烦,面红口干,小便短黄,大便燥结,舌质红,苔黄,脉数或滑数。其辨证是

A. 脾气虚证

B. 肾气虚证

C. 阳盛血热证

D. 肝郁血热证

E. 阴虚血热证

31. 患儿,女,8 岁。既往有哮喘病。现症见面色白,气短懒言,语声低微,倦怠乏力,自汗怕冷,舌淡苔薄白,脉细无力。其辨证是

A. 脾气虚证

B. 肺气虚证

C. 肺脾气虚证

D. 脾肾气虚证

E. 肾气不足证

32. 患儿,男,8 个月。素来体弱,泄泻 2 天,大便日行 20 余次,质稀如水,精神萎靡,时而烦闹,皮肤干燥,囟门凹陷,啼哭无泪,小便量少,舌红少津。其治法是

A. 健脾温阳,助运止泻

B. 健脾益气,酸甘敛阴

C. 补肾滋阴,平肝降火

D. 补肾温阳,涩肠止泻

E. 挽阴回阳,救逆固脱

33. 患者,女,23 岁。一日洗澡时偶然发现左侧乳头下方可触及一椭圆形肿块,边界清楚,推之可移,无明显疼痛,乳房局部皮肤无明显异常。检查应首选

A. B 超检查

B. 螺旋 CT

C. 磁共振

D. 病理检查

E. 物理检查

34. 患者,女,34 岁。经血过期不净,量多,色淡,质稀,倦怠乏力,气短懒言,小腹空坠,面色白,舌淡,苔薄,脉缓弱。其治法是

A. 补气摄血,固冲调经

B. 健脾养血,调经止血

C. 补益脾肾,摄血固冲

D. 健脾益气,调经止血

E. 健脾固冲,养血止血

35. 患者,女,28 岁。经乱无期,时而出血量多势急如崩,时而淋漓日久不净,色淡红,质清稀,面色晦暗,眼眶暗,小腹空坠,腰脊酸软,舌淡暗,苔白润,脉沉弱。治疗应首选的方剂是

A. 金匮肾气丸

B. 右归丸

C. 上下相资汤

D. 滋阴固气汤

E. 加减苁蓉菟丝子丸

36. 患者,女,35 岁。带下量多,黄绿如脓,质黏腻,臭秽难闻,小腹疼痛,腰骶酸痛,烦热头晕,口苦咽干,小便短赤,大便干结,舌红,苔黄,脉滑数。治疗应首选的方剂是

A. 五味消毒饮

B. 内补丸

C. 知柏地黄汤

D. 止带方

E. 龙胆泻肝汤

37. 患儿,男,2 岁。口颊、舌边、上腭、齿龈等处出现 7~8 个米粒大小的溃疡,疼痛,哭闹不安,流涎。应诊断为

A. 燕口疮

B. 鹅口疮

C. 口疮

D. 口糜

E. 滞颐

38. 患儿,女,5 个月。头面、四肢皮肤潮红、红斑水疱,黄水淋漓,糜烂,结黄色痂皮,瘙痒,大便偏干,小便黄赤,苔黄腻,脉滑数。属婴儿湿疮,外用适宜的方法是

A. 炉甘石洗剂外用

B. 黄连油、蛋黄油外搽

C. 青黛散油外搽

D. 黄柏煎水或马齿苋合剂、2% 硼酸外用冷湿敷

E. 黄柏霜外搽

39. 患者,女,58 岁。左侧腰周出现绿豆大水疱,簇集成群,累累如串珠,排列成带状,疼痛较重,舌苔薄黄,脉弦数。其诊断是

A. 接触性皮炎

B. 药物性皮炎

C. 蛇串疮

D. 热疮

E. 湿疮

40. 患者,女,32 岁,已婚。停经 43 天,阴道不规则出血 3 天。尿妊娠试验(+);右下腹隐痛;双合

诊触及右侧附件有软性包块,压痛(+);B 超检查:宫腔未见妊娠囊,右附件区见一混合性包块;舌淡苔薄白,脉弦滑。应首先考虑的诊断是

A. 妊娠腹痛

B. 妇人腹痛

C. 异位妊娠

D. 胎动不安

E. 胎漏

41. 患者,女,28 岁,已婚。妊娠 5 个月,肢体肿胀,下肢尤甚,按之如泥,腰酸乏力,小便不利,舌淡,苔白润,脉沉迟。治疗应首选的方剂是

A. 真武汤

B. 天仙藤散

C. 五皮散

D. 防己黄芪汤

E. 左归饮

42. 患儿,男,3 岁。不分昼夜,多汗湿衣,抚之不温,畏寒怕风,精神倦怠,舌苔薄白。其病机是

A. 营卫失调

B. 肺脾气虚

C. 肺卫不固

D. 气阴亏虚

E. 湿热迫蒸

43. 患者,男,24 岁。大便干结伴便血,肛门疼痛发作半月。大便干结,两三日一行,口干喜饮,舌红苔少,脉数。局部检查:肛管 12 点处内可见一梭形溃疡约 0.2cm × 0.8cm 大小,色鲜,创面较浅,边缘整齐。其诊断是

A. 结缔组织性外痔

B. 内痔

C. 早期肛裂

D. 陈旧性肛裂

E. 肛瘘

44. 患者,女,32 岁,已婚。产后下肢疼痛,麻木,发硬,重着,肿胀明显,屈伸不利,小腿压痛,恶露量少,色紫暗,有血块,小腹疼痛,拒按,舌暗苔白,脉弦涩。治疗应首选的方剂是

A. 膈下逐瘀汤加味

B. 血府逐瘀汤加味

C. 养荣壮肾汤加味

D. 少腹逐瘀汤加味

E. 身痛逐瘀汤加味

45. 患儿,女,4 岁。患心肌炎 5 个月,心悸不宁,活动后加剧,形瘦倦怠,气短懒言,动则汗出,烦热口渴,夜寐不安,舌光红少苔。治疗应首选的方剂是

A. 失笑散

B. 瓜蒌薤白半夏汤

C. 葛根黄芩黄连汤

D. 炙甘草汤合生脉散

E. 桂枝甘草龙骨牡蛎汤

46. 患儿,男,8 岁。挤眉眨眼,嘴角抽动,肢体动摇,发作无常,纳少便溏,舌淡苔白,脉滑弱。其治法是

A. 清肝泻火,息风镇惊

B. 健脾化痰,平肝息风

C. 滋阴潜阳,柔肝息风

D. 温中健脾,扶土抑木

E. 固本培元,益阴潜阳

47. 患儿,女,1 岁 5 个月。发热 1 天,体温 39.2℃,头痛,流涕,咳嗽,神昏谵语;抽风 1 次,发作时两目上视,四肢抽搐,约 2 分钟后缓解。诊断为急惊风,其辨证是

A. 风热动风证

B. 气营两燔证

C. 邪陷心肝证

D. 湿热疫毒证

E. 惊恐惊风证

48. 患者,男,30 岁。肛门周围反复流脓水 3 年。查体:肛周多处外口,指诊截石位 6 点肛窦处触及凹陷性硬结,肛管直肠环弹性良好。其诊断是

A. 低位复杂性肛漏

B. 高位复杂性肛漏

C. 肛周汗腺炎

D. 低位单纯性肛漏

E. 高位单纯性肛漏

49. 患者,女,28 岁,已婚。婚久不孕,月经不调,经量少,色暗,头晕耳鸣,腰膝酸软,精神疲倦,小便清长,舌淡,苔薄,脉沉细,两尺尤甚。其治法是

A. 温肾暖宫,调补冲任

B. 滋肾养血,调补冲任

C. 燥湿化痰,行滞调经

D. 补肾健脾,调经促孕

E. 补肾益气,温养冲任

50. 患者,女,30 岁。阴部瘙痒难忍,会阴部肤色浅白,皮肤粗糙,皲裂破溃,眩晕耳鸣,五心烦热,烘热汗出,腰酸腿软,口干不欲饮,舌红苔少,脉细数无力。治疗应首选的方剂是

A. 六味地黄汤

B. 龙胆泻肝汤

C. 易黄汤

D. 知柏地黄汤

E. 左归丸

51. 患儿,女,2 岁。发热 2 天来诊,体温 37.8℃,流涕,咳嗽,不欲进食,便稀。查体:口腔黏膜散在疱疹、溃疡,手足散在斑丘疹,偶见疱疹,疹色红润,疱液清亮,舌质红,苔薄黄略腻,脉浮数。其治法是

A. 疏风清热,利湿解毒

B. 清气凉营,解毒化湿

C. 辛凉宣透,泻火解毒

D. 宣肺解表,清热化湿

E. 清热凉营,解毒化湿

52. 患儿,男,2 岁。发热 2 天,体温 38℃,鼻塞流涕,咳嗽,眼泪汪汪,倦怠,纳少便溏,口腔两颊黏膜红赤,近白齿处见麻疹黏膜斑,舌红,苔薄白,脉浮数。治疗应首选的方剂是

A. 清解透表汤

B. 宣毒发表汤

C. 银翘散

D. 透疹凉解汤

E. 解肌透痧汤

53. 患者,男,26 岁。昨晚饮酒,晨起时自觉右侧阴囊胀痛、下坠,牵引少腹隐痛,触按右侧睾丸肿大,阴囊皮色正常,伴发热恶寒。检查:白细胞 14×10^9/L,舌红苔黄腻,脉滑数。其诊断是

A. 子痰

B. 囊痈

C. 子痈

D. 脱囊

E. 水疝

54. 患者,男,45 岁。小便不畅,尿线变细或点滴而

下,小腹胀满隐痛,舌质暗或有瘀点瘀斑,苔白或薄黄,脉弦或涩。治疗应首选的方剂是

A. 少腹逐瘀汤

B. 石韦散

C. 八正散

D. 沉香散

E. 济生肾气丸

55. 患者,女,26 岁。3 天前突然发生面、颈部红肿与水疱,自觉痒痛,伴恶寒,发热,头痛,舌苔薄黄,脉滑数。怀疑接触过敏引起。治疗应首选

A. 桑菊饮

B. 银翘散

C. 普济消毒饮

D. 龙胆泻肝汤

E. 黄连解毒汤

56. 患者,女,33 岁。已婚,孕 3 堕 3。头晕目眩,神疲乏力,心悸气短,舌质淡,苔薄白,脉细弱。治疗应首选

A. 泰山磐石散

B. 寿胎丸

C. 肾气丸

D. 安奠二天汤

E. 补肾固冲丸

57. 患儿,男,6 个月。近期夜间啼哭,时哭时止,睡喜蜷曲,四肢欠温,吮乳无力,胃纳欠佳,大便溏,舌苔薄白,指纹淡红。其证候是

A. 心经积热

B. 脾寒气滞

C. 肝胃不和

D. 惊恐伤神

E. 气血不足

58. 患者,男,33 岁。患白疕,发病较久,皮疹多呈斑片状,颜色淡红,鳞屑减少,干燥皲裂,自觉瘙痒,伴口干,舌质淡红,苔少,脉沉细。其治法是

A. 清热泻火,凉血解毒

B. 清利湿热,解毒通络

C. 活血化瘀,解毒通络

D. 养血滋阴,润肤息风

E. 清热凉血,解毒消斑

59. 患者,女,30 岁。大便 4 日未行,今日排便后肛门疼痛剧烈,持续数小时未缓解,手纸染血,舌

偏红,脉弦数。查体:截石位 6 点肛管见纵行梭形裂口,边缘整齐而有弹性。其诊断是

A. 肛裂

B. 混合痔

C. 血栓性外痔

D. 肛隐窝炎

E. 肛周脓肿

60. 患者,女,26 岁。产后 24 小时,恶寒发热,鼻流清涕,头痛,肢体酸痛,无汗,舌苔薄白,脉浮紧。治疗应首选

A. 荆防四物汤

B. 生化汤加味

C. 补中益气汤

D. 五味消毒饮

E. 桃红消瘀汤

61. 患儿,男,7 岁。面红耳赤,烦躁易怒,皱眉眨眼,张口歪嘴,摇头耸肩,发作频繁,抽动有力,口出异声秽语,大便秘结,小便短赤,舌红苔黄,脉弦数。应首先考虑的诊断是

A. 惊风

B. 痫证

C. 抽动障碍

D. 注意力缺陷多动症

E. 痉挛症

62. 患儿,男,3 岁。失聪失语,反应迟钝,意识不清,动作不由自主,时时口流痰涎,喉间痰鸣,关节僵硬,肌肉软弱,间或有癫痫发作,舌体胖,可见瘀斑,苔腻,脉滑。治疗应首选

A. 加味六味地黄丸

B. 调元散

C. 虎潜丸

D. 调元散合二陈汤

E. 通窍活血汤合二陈汤

63. 患者,男,70 岁。进行性排尿困难 2 年。症见精神不振,面色白,畏寒喜暖,腰膝冷,夜尿 3~4 次/日,舌苔薄白,脉沉细。其证候是

A. 湿热下注,膀胱涩滞

B. 中气下陷,膀胱失约

C. 肾阴不足,水液不利

D. 肾阳不足,气化无权

E. 下焦蓄血,瘀阻膀胱

64. 患者,女,41 岁。外阴部皮肤局限性鲜红肿胀,破溃糜烂,灼热结块,脓稠黏,全身见身热心烦,口干纳少,便秘尿黄,舌红苔黄腻,脉弦滑数。其治法是

A. 清热解毒,利水消肿

B. 温经散寒,除湿消疮

C. 清热利湿,解毒消疮

D. 清热利湿,养血消疮

E. 健脾利湿,解毒消疮

65. 患者,女,32 岁。婚后 4 年未孕,月经 3～5 月一行,经量甚少,形体肥胖,头晕心悸,带下量多、质稠,面色㿠白,舌苔白腻,脉滑。治疗应首选

A. 温胆汤

B. 二陈汤

C. 过期饮

D. 调经助孕丸

E. 启宫丸

66. 患者,女,21 岁。手背部有 5～6 枚表面光滑的扁平丘疹,如针头到米粒大,呈淡褐色,偶有瘙痒感。其诊断是

A. 传染性软疣

B. 寻常疣

C. 掌跖疣

D. 丝状疣

E. 扁平疣

67. 患者,女,22 岁,未婚。经来先期,量多,色深红或紫红,质黏稠,伴心烦,面红口干,小便黄短,大便干结,舌质红,苔黄,脉滑数。治疗应首选

A. 当归地黄饮

B. 大补元煎

C. 丹栀逍遥散

D. 清经散

E. 乌药汤

68. 患儿,男,4 岁。壮热恶风,少汗,头痛,鼻塞流脓涕,咽红肿,口渴,小便短赤,大便秘结,舌苔糙而黄垢。治疗以银翘散为主方,还应加

A. 生石膏、知母

B. 大黄、玄明粉

C. 槟榔、莱菔子

D. 枳实、厚朴

E. 神曲、山楂

69. 患者,男,30 岁。便后肛门部疼痛、出血反复发作 10 年。检查:肛门外观截石位 6 点有结缔组织外痔,并有梭形裂口通向肛内,边缘不齐,创面较深,术中见肛管狭窄明显。治疗措施应首选

A. 注射疗法

B. 扩肛疗法

C. 切除疗法

D. 纵切横缝

E. 肛裂切开

70. 患者,女,31 岁,已婚。曾孕 3 次,均自然流产,平日头晕耳鸣,腰膝酸软,精神萎靡,现又妊娠 33 天,夜尿频多,面色晦暗,舌淡苔白,脉沉弱。治疗应首选

A. 加味阿胶汤

B. 补肾安胎饮

C. 泰山磐石散

D. 补肾固冲丸

E. 保胎丸

71. 患儿,男,10 岁。皮肤突然出现瘀点瘀斑,色泽鲜红,伴鼻衄、齿衄,血色鲜红,同时见心烦、口渴、便秘,发热,舌红,脉数有力。治疗应首选

A. 清瘟败毒饮

B. 犀角地黄汤

C. 黄连解毒汤

D. 知柏地黄丸

E. 连翘败毒散

72. 患者,男,68 岁。因感冒伴发口唇成群小水疱,破溃后呈糜烂与结痂,自觉瘙痒,灼热。其治法是

A. 内服黄连解毒汤

B. 内服普济消毒饮

C. 内服五味消毒饮

D. 外搽青吹口散油膏

E. 外搽白玉膏

73. 患者,女,38 岁。月经停闭半年,神疲肢倦,头晕眼花,心悸气短,面色萎黄;舌淡,苔薄,脉沉缓。治疗应首选

A. 参苓白术散

B. 归肾丸

C. 参芪四物汤

D. 人参养荣汤

E.大补元煎

74.患儿,女,2岁。发热1天。现症见高热、恶寒、无汗、鼻塞、惊惕哭闹、睡卧不宁、大便干结,小便短黄,舌质红,指纹紫达于气关。其治法,应在解表的基础上加用

A.清热镇惊

B.清心开窍

C.清肝息风

D.清热解毒

E.通腑泄热

75.患儿,男,2岁。发热1天,发热恶风,喷嚏流涕,全身及面部可见鲜红皮疹,有瘙痒感,枕部淋巴结肿大,舌红,苔黄,指纹浮紫。其诊断是

A.丹痧

B.奶麻

C.麻疹

D.风痧

E.水痘

A3型题(76～120题)

答题说明

以下提供若干个案例,每个案例下设3道考题。请根据题干所提供的信息,在每一道考题下面的A、B、C、D、E五个备选答案中选择一个最佳答案。

(76～78题共用题干)

患者,男,25岁。左侧小腿内侧出现一条细红丝,迅速向躯干方向走窜。检查:腹股沟淋巴结肿大。

76.首先考虑的诊断是

A.蛇头疔

B.蛇肚疔

C.蛇眼疔

D.红丝疔

E.托盘疔

77.治疗应首选

A.仙方活命饮

B.五味消毒饮

C.犀角地黄汤

D.黄连解毒汤

E.牛蒡解肌汤

78.挑刺疗法的操作要点为

A.沿红线两头针刺出血

B.梅花针沿红线打刺,微微出血

C.用三棱针从中挑断红线,微微出血

D.按B选项所述方法,并加神灯照法

E.用三棱针沿红线寸寸挑断,并令微微出血

(79～81题共用题干)

患者,女,38岁,已婚。近半年来,月经23～25天一行、量少、色红、质稠,持续12～14天,咽干、潮热,舌红少苔,脉细数。

79.应首先考虑的是

A.经期延长

B.月经先期

C.月经量少

D.漏下

E.绝经前后诸证

80.其治法是

A.滋养肾阴,佐以潜阳

B.滋肾益阴,固冲止血

C.补肾益精,养血调经

D.养阴清热调经

E.养阴清热止血

81.治疗应首选

A.清热固经汤

B.两地汤合二至丸

C.保阴煎

D.知柏地黄丸

E.大补阴丸

(82～84题共用题干)

患儿,男,1岁。能抬头,不能独坐及站立,牙齿萌出4颗,头颅呈方形,囟门宽大,发稀而黄,目无神采,反应迟钝,易惊,夜卧不安,舌淡苔少,指纹淡。

82.其诊断为

A.夜啼

B.缺铁性贫血

C. 厌食

D. 痴呆

E. 五迟、五软

83. 其辨证是

A. 肺脾气虚

B. 肝肾亏损

C. 心脾两虚

D. 痰瘀阻滞

E. 脾肾阳虚

84. 治疗应首选

A. 加味六味地黄丸

B. 调元散

C. 虎潜丸

D. 调元散合二陈汤

E. 通窍活血汤合二陈汤

(85~87题共用题干)

患者,男,28 岁。突然脱发成片,偶有头皮瘙痒,伴头部烘热,心烦易怒,急躁不安,舌质红,舌苔薄,脉弦。

85. 其诊断为

A. 白秃疮

B. 脂溢性皮炎

C. 油风

D. 牛皮癣

E. 白疕

86. 其辨证为

A. 气滞血瘀证

B. 气血两虚证

C. 肠胃湿热证

D. 血热风燥证

E. 肝肾不足证

87. 治疗应首选

A. 参苓白术散合茵陈蒿汤

B. 通窍活血汤

C. 七宝美髯丹

D. 八珍汤

E. 四物汤合六味地黄丸

(88~90题共用题干)

患者,男,46 岁。腰背部结块肿痛 10 天,伴高热 2

天。10 天前腰背部初发结块肿痛,日渐加重,脓头相继增多。刻下体温 39℃,腰背部正中红肿结块约 10cm×10cm,边界清楚,中央高起,有 7~8 枚脓头,脓出稠厚,量不多,便秘溲赤,胸闷呕恶,舌红苔黄腻,脉濡数。

88. 其诊断是

A. 背痈

B. 有头疽

C. 发

D. 流注

E. 疔

89. 其辨证是

A. 阴虚火炽证

B. 火毒凝结证

C. 湿热壅滞证

D. 气虚毒滞证

E. 风热痰毒证

90. 治疗应首选的方剂是

A. 普济消毒饮

B. 牛蒡解肌汤

C. 仙方活命饮

D. 五神汤

E. 竹叶黄芪汤

(91~93题共用题干)

患者,女,30 岁。月经周期正常,经期 7 天,近 3 个月来每于月经过后 8 天左右,阴道见少量出血,色紫黑有块,持续 3~4 天,自净,伴少腹两侧刺痛,情志抑郁,胸闷烦躁,舌质紫,脉细弦。

91. 其辨证是

A. 气郁痰凝证

B. 湿热证

C. 肾阴虚证

D. 血瘀证

E. 脾气虚证

92. 其治法是

A. 活血化瘀调经

B. 清热利湿,固冲止血

C. 健脾益气,固冲摄血

D. 滋肾养阴,固冲止血

E. 化瘀止血

93. 治疗应首选
   A. 膈下逐瘀汤
   B. 逐瘀止血汤
   C. 少腹逐瘀汤
   D. 桃红四物汤合失笑散
   E. 两地汤合二至丸

(94～96题共用题干)

患者,女,18岁。患者年过16周岁,月经尚未来潮,体质素弱,腰膝酸软,倦怠乏力,头晕耳鸣,尿频多,舌淡暗,苔薄白,脉沉细。

94. 其诊断是
   A. 月经后期
   B. 虚劳
   C. 闭经
   D. 早孕
   E. 月经过少

95. 其治法是
   A. 益气养血调经
   B. 理气活血调经
   C. 养阴清热调经
   D. 温经养血,活血调经
   E. 补肾益气,调理冲任

96. 治疗应首选的方剂是
   A. 人参养荣汤
   B. 加减苁蓉菟丝子丸
   C. 圣愈汤
   D. 举元煎
   E. 加味一阴煎

(97～99题共用题干)

患儿,男,4岁。长期消瘦,近来形体明显消瘦,面色萎黄,肚腹膨胀,青筋暴露,毛发稀疏结穗,性情烦躁,夜卧不安,吮指磨牙,动作异常,善食易饥,舌淡苔腻,脉沉细而滑。

97. 其辨证是
   A. 疳肿胀证
   B. 口疳证
   C. 疳气证
   D. 疳积证
   E. 干疳证

98. 其治法是
   A. 消积理脾
   B. 补益气血
   C. 健脾温阳,利水消肿
   D. 调脾健运
   E. 清心泻火,滋阴生津

99. 治疗应首选
   A. 八珍汤
   B. 资生健脾丸
   C. 泻心导赤散
   D. 防己黄芪汤
   E. 肥儿丸

(100～102题共用题干)

患儿,男,7岁。反复发作咳嗽2年余,昨日突然咳嗽气促,喉间有哮鸣声,咳痰清稀色白,呈泡沫状,形寒无汗,面色晦滞带青,四肢不温,口中不渴,舌苔薄白,脉浮紧,指纹红。

100. 其诊断是
   A. 肺炎喘嗽
   B. 顿咳
   C. 哮喘
   D. 咳嗽
   E. 感冒夹痰

101. 其治法是
   A. 补肺固表,健脾益气
   B. 泻肺平喘,补肾纳气
   C. 解表清里,止咳定喘
   D. 温肺散寒,涤痰定喘
   E. 清肺涤痰,止咳平喘

102. 治疗应首选的方剂是
   A. 射干麻黄汤
   B. 小青龙汤合三子养亲汤
   C. 苏子降气汤
   D. 定喘汤
   E. 三拗汤合河车大造丸

(103～105题共用题干)

患者,男,30岁。近1周出现腰骶部及会阴部疼痛,小便频急,茎中热痛,尿色黄浊,苔黄腻,脉滑数。直肠指诊:前列腺饱满肿胀,有明显压痛,光滑无硬节。诊为前列腺炎。

103. 其辨证是

    A. 肾阴不足证

    B. 湿热蕴结证

    C. 气滞血瘀证

    D. 中气下陷证

    E. 肾虚不固证

104. 其治法是

    A. 清利湿热

    B. 滋阴降火

    C. 温肾固精

    D. 活血散瘀

    E. 益气举陷

105. 治疗应首选的方剂是

    A. 金锁固精丸合右归丸

    B. 补中益气汤

    C. 知柏地黄丸

    D. 前列腺汤

    E. 龙胆泻肝汤

(106 ~ 108 题共用题干)

患者,男,37 岁。症见左下肢疼痛,皮肤干燥,毫毛脱落,左足第 4、5 趾甲增厚变形,肌肉萎缩,趾呈干性坏疽,口干欲饮,便秘溲赤,舌红苔黄,脉弦细数。

106. 其辨证是

    A. 热毒伤阴证

    B. 血脉瘀阻证

    C. 气阴两虚证

    D. 湿热毒盛证

    E. 寒湿阻络证

107. 其治法是

    A. 益气养阴

    B. 清热利湿,解毒活血

    C. 活血化瘀,通络止痛

    D. 清热解毒,养阴活血

    E. 温阳散寒,活血通络

108. 治疗应首选的方剂是

    A. 阳和汤

    B. 顾步汤

    C. 四妙勇安汤

    D. 黄芪鳖甲汤

    E. 桃红四物汤

(109 ~ 111 题共用题干)

患者,女,25 岁,已婚。妊娠 3 个月,恶心,呕吐酸水,恶闻油腻,口干而苦,头胀而晕,胸满胁痛,舌淡红,苔微黄,脉弦滑。

109. 其辨证是

    A. 脾胃虚弱证

    B. 气血两虚证

    C. 肝胃不和证

    D. 脾肾阳虚证

    E. 阴阳两虚证

110. 其治法是

    A. 健脾和胃,降逆止呕

    B. 补气养血,降逆止呕

    C. 调理冲任,降逆止呕

    D. 养阴清热,降逆止呕

    E. 清肝和胃,降逆止呕

111. 治疗应首选的方剂是

    A. 清胃散

    B. 竹叶汤

    C. 橘皮竹茹汤

    D. 理中汤

    E. 柴胡疏肝散

(112 ~ 114 题共用题干)

患者,女,32 岁。产后肢体关节疼痛,屈伸不利,得热痛减,伴恶寒怕风,舌苔薄白,脉濡细。

112. 其诊断是

    A. 痹证

    B. 痿证

    C. 产后身痛

    D. 产后郁冒

    E. 产后血劳

113. 其辨证是

    A. 血虚证

    B. 风寒证

    C. 血瘀证

    D. 肾虚证

    E. 气虚证

114. 治疗应首选的方剂是

A. 养荣壮肾汤

B. 身痛逐瘀汤

C. 黄芪桂枝五物汤

D. 独活寄生汤

E. 九味羌活汤

(115~117题共用题干)

患儿,女,2岁。腹泻2天,大便酸臭如败卵,腹胀不食,烦躁不安,泻后则安,舌苔厚腻,脉滑实,指纹滞。

115. 其诊断为

A. 伤食泻

B. 风寒泻

C. 湿热泻

D. 脾虚泻

E. 脾肾阳虚泻

116. 其治法是

A. 温补脾肾,固涩止泻

B. 健脾益气,助运止泻

C. 清肠解热,化湿止泻

D. 疏风散寒,化湿和中

E. 运脾和胃,消食化滞

117. 治疗应首选的方剂是

A. 葛根黄芩黄连汤合六一散

B. 藿香正气散

C. 保和丸

D. 参苓白术散

E. 归脾丸

(118~120题共用题干)

患儿,女,1岁6个月。平素易感冒,体质较虚,近1月来患儿常常汗出,以头部、肩部明显,活动后加重,伴神倦乏力,面色少华,肢端欠温,舌质较淡,苔薄白,脉弱。

118. 其辨证是

A. 表虚不固证

B. 营卫失调证

C. 气阴两虚证

D. 脾胃积热证

E. 肝肾阴虚证

119. 其治法是

A. 调和营卫

B. 益气固表

C. 益气养阴

D. 清暑祛湿

E. 滋补肝肾

120. 治疗应首选的方剂是

A. 桂枝汤

B. 黄芪桂枝五物汤

C. 玉屏风散合牡蛎散

D. 当归六黄汤

E. 生脉散

B1型题(121~150题)

答题说明
以下提供若干组考题,每组考题共用在考题前列出的A、B、C、D、E五个备选答案。请从中选择一个最佳答案。某个备选答案可能被选择一次、多次或不被选择。

A. 风肿

B. 寒肿

C. 火肿

D. 湿肿

E. 痰肿

121. 高肿,焮热是指

122. 漫肿,不红不热或皮色暗青是指

A. 发病较快,结块形如鸡卵,漫肿无头,焮热

疼痛

B. 发病较慢,结块初起如豆,串生累累,不红不痛

C. 继发感染,结块初起如豆,压之疼痛,很少化脓

D. 多见老年,结块形如堆粟,按之坚硬,生长迅速

E. 起病较快,初起无头,红肿成片,四周色泽较淡

123. 颈痈的局部表现特点是
124. 发的局部表现特点是

A. 气虚证
B. 血虚证
C. 血热证
D. 湿热证
E. 血瘀证

125. 患者月经周期提前,量多,色淡,质稀,神疲乏力,小腹空坠,纳少便溏。其辨证是
126. 患者产后恶露量多,过期不止,色深红,质黏稠而臭秽,口干咽燥,面色潮红。其辨证是

A. 胎漏
B. 胎动不安
C. 堕胎
D. 小产
E. 滑胎

127. 妊娠早期,小腹胀痛,腰酸,阴道有少量出血者,其诊断是
128. 连续发生堕胎或小产 3 次以上者,其诊断是

A. 三拗汤
B. 华盖散
C. 小青龙汤
D. 金沸草散
E. 荆防败毒散

129. 治疗咳嗽风寒咳嗽证的首选方是
130. 治疗肺炎喘嗽风寒闭肺证的首选方是

A. 健运脾胃,益气养血
B. 补脾养心,益气生血
C. 滋养肝肾,调补精血
D. 温补脾肾,填精养血
E. 调和肝胃,健脾益气

131. 营养性缺铁性贫血肝肾阴虚证的治法是
132. 营养性缺铁性贫血脾肾阳虚证的治法是

A. 龙胆泻肝汤
B. 知柏地黄丸
C. 萆薢渗湿汤

D. 草薢化毒汤
E. 清营汤

133. 治疗淋证湿热毒蕴证的主方是
134. 治疗淋证阴虚毒恋证的主方是

A. 仙方活命饮
B. 龙胆泻肝汤
C. 蛇床子散
D. 草薢渗湿汤
E. 托里消毒散

135. 治疗阴疮热毒证,应首选的方剂是
136. 治疗阴疮寒湿证,应首选的方剂是

A. 心、脾、肾
B. 心、肝、肾
C. 脾、肾、肝
D. 心、肝
E. 肺、脾

137. 急惊风的病位在
138. 慢惊风的病位在

A. 龙胆泻肝汤
B. 当归饮子
C. 消风散
D. 桃红四物汤
E. 竹叶石膏汤

139. 治疗牛皮癣血虚风燥证,应首选
140. 治疗牛皮癣风湿蕴肤证,应首选

A. 草薢渗湿汤
B. 桃红四物汤
C. 犀角地黄汤
D. 清瘟败毒饮
E. 当归饮子

141. 治疗白疕血热内蕴证,应首选
142. 治疗白疕湿毒蕴结证,应首选

A. 异位妊娠已破损稳定型
B. 异位妊娠已破损休克型
C. 异位妊娠已破损不稳定型
D. 异位妊娠已破损包块型

E.异位妊娠已破损腑实证

143.首选宫外孕Ⅰ号方的类型是

144.首选宫外孕Ⅱ号方的类型是

A.胎元饮

B.寿胎丸

C.温土毓麟汤

D.长胎白术散

E.四君子汤

145.气血虚弱胎萎不长的首选方是

146.血寒宫冷胎萎不长的首选方是

A.从出生断脐到生后满28天

B.出生28天后到满1周岁

C.1~3岁

D.3~7岁

E.7~12岁

147.新生儿期是指

148.幼儿期是指

A.心、脾

B.肝、脾

C.脾、胃

D.脾、肾

E.心、肝

149.眼疳的病位是

150.骨疳的病位是

参 考 答 案

第 一 单 元

1. C	2. B	3. C	4. C	5. A	6. E
7. C	8. B	9. B	10. A	11. D	12. B
13. A	14. C	15. C	16. B	17. B	18. A
19. A	20. B	21. E	22. E	23. A	24. D
25. B	26. E	27. B	28. E	29. B	30. B
31. D	32. D	33. E	34. B	35. C	36. D
37. E	38. B	39. D	40. E	41. E	42. B
43. C	44. A	45. D	46. D	47. A	48. E
49. B	50. B	51. D	52. B	53. D	54. A
55. B	56. D	57. C	58. D	59. C	60. E
61. A	62. E	63. E	64. E	65. C	66. B
67. A	68. C	69. A	70. A	71. D	72. E
73. A	74. B	75. C	76. D	77. B	78. D
79. C	80. E	81. E	82. D	83. B	84. C
85. D	86. B	87. A	88. C	89. E	90. A
91. B	92. B	93. A	94. C	95. A	96. E
97. D	98. B	99. A	100. C	101. C	
102. A	103. E	104. B	105. A	106. C	
107. B	108. C	109. D	110. A	111. A	
112. E	113. A	114. E	115. E	116. B	
117. C	118. E	119. E	120. B	121. E	
122. B	123. B	124. C	125. B	126. D	
127. B	128. E	129. B	130. E	131. A	
132. C	133. E	134. D	135. B	136. C	
137. A	138. B	139. D	140. C	141. D	
142. C	143. D	144. B	145. D	146. B	
147. D	148. C	149. C	150. B		

第 二 单 元

1. A	2. C	3. B	4. E	5. E	6. A
7. C	8. C	9. E	10. C	11. A	12. A
13. C	14. E	15. A	16. E	17. D	18. E
19. E	20. E	21. A	22. E	23. B	24. C
25. A	26. E	27. D	28. A	29. E	30. A
31. B	32. D	33. B	34. E	35. E	36. E
37. E	38. C	39. E	40. D	41. B	42. A
43. B	44. C	45. D	46. B	47. D	48. C
49. C	50. C	51. B	52. B	53. A	54. A
55. A	56. C	57. A	58. C	59. C	60. A
61. A	62. B	63. E	64. A	65. C	66. C
67. A	68. B	69. E	70. C	71. E	72. D
73. A	74. B	75. B	76. A	77. D	78. E
79. A	80. E	81. C	82. D	83. D	84. B
85. A	86. A	87. C	88. D	89. D	90. C
91. E	92. E	93. B	94. D	95. B	96. A
97. C	98. B	99. C	100. A	101. D	
102. E	103. E	104. B	105. A	106. D	
107. B	108. C	109. C	110. E	111. B	
112. B	113. B	114. C	115. D	116. C	
117. A	118. E	119. E	120. B	121. A	
122. E	123. B	124. E	125. C	126. D	
127. B	128. A	129. B	130. E	131. A	
132. C	133. C	134. E	135. C	136. A	
137. E	138. A	139. C	140. A	141. A	
142. B	143. B	144. C	145. C	146. A	
147. C	148. E	149. C	150. D		

第 三 单 元

1. C	2. C	3. A	4. A	5. E	6. B
7. B	8. B	9. E	10. A	11. D	12. A
13. D	14. C	15. B	16. E	17. D	18. D
19. A	20. C	21. C	22. E	23. A	24. C
25. E	26. E	27. D	28. C	29. D	30. C
31. A	32. C	33. B	34. B	35. E	36. A
37. C	38. D	39. A	40. E	41. B	42. C
43. D	44. E	45. C	46. D	47. A	48. B
49. D	50. A	51. E	52. D	53. B	54. E
55. D	56. B	57. B	58. B	59. A	60. A
61. B	62. A	63. D	64. C	65. B	66. A
67. D	68. E	69. B	70. A	71. B	72. B
73. A	74. D	75. D	76. A	77. B	78. E
79. C	80. A	81. B	82. A	83. C	84. A

85. B	86. B	87. D	88. B	89. A	90. E
91. E	92. A	93. A	94. D	95. D	96. A
97. A	98. C	99. D	100. D	101. B	
102. E	103. D	104. A	105. A	106. E	
107. B	108. A	109. C	110. D	111. B	
112. A	113. D	114. A	115. B	116. A	
117. A	118. E	119. B	120. E	121. B	
122. C	123. A	124. C	125. C	126. A	
127. A	128. C	129. D	130. B	131. A	
132. B	133. C	134. B	135. B	136. C	
137. C	138. B	139. B	140. C	141. C	
142. B	143. D	144. A	145. B	146. A	
147. B	148. D	149. B	150. E		

第 四 单 元

1. C	2. A	3. C	4. A	5. C	6. B
7. C	8. A	9. A	10. A	11. A	12. C
13. E	14. E	15. C	16. A	17. D	18. B
19. B	20. A	21. D	22. C	23. D	24. C
25. C	26. E	27. E	28. B	29. D	30. C
31. B	32. B	33. A	34. A	35. E	36. A
37. C	38. D	39. C	40. C	41. A	42. B
43. C	44. E	45. D	46. B	47. A	48. B
49. E	50. D	51. D	52. B	53. C	54. D
55. C	56. A	57. B	58. D	59. A	60. C
61. C	62. E	63. D	64. C	65. E	66. E
67. D	68. B	69. D	70. D	71. B	72. D
73. D	74. A	75. D	76. D	77. B	78. E
79. A	80. E	81. B	82. E	83. B	84. A

85. C	86. D	87. E	88. B	89. C	90. C
91. D	92. E	93. B	94. C	95. E	96. B
97. D	98. A	99. E	100. C	101. D	
102. B	103. B	104. A	105. E	106. A	
107. D	108. B	109. C	110. E	111. C	
112. C	113. B	114. D	115. A	116. E	
117. C	118. A	119. B	120. C	121. C	
122. A	123. A	124. E	125. A	126. C	
127. B	128. E	129. D	130. B	131. C	
132. C	133. A	134. B	135. B	136. E	
137. D	138. C	139. B	140. C	141. C	
142. A	143. C	144. D	145. A	146. D	
147. A	148. C	149. B	150. D		

医师资格考试通关要卷(三)

（医学综合）

中医执业医师

考生姓名：＿＿＿＿＿＿＿＿＿＿

准考证号：＿＿＿＿＿＿＿＿＿＿

考　　点：＿＿＿＿＿＿＿＿＿＿

考　场　号：＿＿＿＿＿＿＿＿＿＿

A1 型题（1～82 题）

> **答题说明**
> 每一道试题下面有 A、B、C、D、E 五个备选答案。请从中选择一个最佳答案。

1. 面色苍白时而泛红如妆,可见于
   A. 亡阳证
   B. 阴虚证
   C. 肝胆湿热
   D. 戴阳证
   E. 实热证

2. "无阳则阴无以生"所说明的阴阳关系是
   A. 阴阳交感
   B. 阴阳互根互用
   C. 阴阳对立制约
   D. 阴阳消长
   E. 阴阳转化

3. 五脏分阴阳,则肺的阴阳属性是
   A. 阳中之阳
   B. 阳中之阴
   C. 阴中之阳
   D. 阴中之阴
   E. 阴中之至阴

4. 下列各组药物中,不属于配伍禁忌的是
   A. 川贝母与川乌
   B. 藜芦与赤芍
   C. 肉桂与赤石脂
   D. 水银与砒霜
   E. 硫黄与厚朴

5. 五行中,水之"子"是
   A. 金
   B. 木
   C. 土
   D. 火
   E. 水

6. 关于五脏变动,下列说法错误的是
   A. 肝之变动为握
   B. 心之变动为笑
   C. 脾之变动为哕
   D. 肺之变动为咳
   E. 肾之变动为栗

7. 下列各项,不属于"佐药"功用范畴的是

   A. 配合君、臣药加强治疗作用
   B. 消除或减弱君、臣药的毒性
   C. 针对某些次要症状发挥治疗作用
   D. 制约君、臣药的峻烈之性
   E. 针对主病起主要治疗作用

8. 在水液代谢过程中起枢转作用的脏是
   A. 肝
   B. 心
   C. 脾
   D. 肺
   E. 肾

9. 麻杏甘石汤的功用是
   A. 辛凉透表,宣泄肺热
   B. 辛凉透表,兼清里热
   C. 辛凉宣泄,清肺解毒
   D. 辛凉疏表,清肺平喘
   E. 清肺泄热,止咳平喘

10. 主管长发育与生殖的脏是
    A. 肝
    B. 心
    C. 脾
    D. 肺
    E. 肾

11. 大肠的功能是
    A. 排泄胆汁
    B. 受纳通降
    C. 受盛化物
    D. 传化糟粕
    E. 运行水液

12. "决渎之官"指的是
    A. 胆
    B. 胃
    C. 小肠
    D. 三焦
    E. 膀胱

13. 嗜食肥甘厚味,易形成
    A. 火旺体质

B. 痰湿体质

C. 心气虚体质

D. 脾气虚体质

E. 肝郁体质

14. 面现青色的临床意义是

A. 寒凝气滞,经脉瘀阻

B. 心脾气血虚,气血虚衰

C. 脾失健运,水湿内停

D. 肾阳虚衰,水饮不化

E. 邪热亢盛,血色上荣

15. 外感秽浊与热毒之邪相合的舌象表现是

A. 黄腻苔

B. 白腻苔

C. 积粉苔

D. 灰黑苔

E. 腐苔

16. 下列各项,不属于白芷主治病证的是

A. 头痛鼻塞

B. 鼻渊鼻塞

C. 痈肿疮疡

D. 寒湿带下

E. 肺寒咳喘

17. 下列病邪致病最易出现发热恶风、汗出等症状的是

A. 风邪

B. 寒邪

C. 火邪

D. 湿邪

E. 燥邪

18. 参苏饮主治证的病因病机是

A. 外感风寒,内有痰热

B. 外感风寒,内有痰湿

C. 外感风寒,内有蕴热

D. 外感风寒,内停饮水

E. 外感风寒,内蕴湿热

19. 麻子仁丸适用于

A. 阴虚便秘

B. 血虚便秘

C. 阳虚便秘

D. 气虚便秘

E. 燥热伤津便秘

20. 舌中部芒刺的临床意义是

A. 心火亢盛

B. 肝胆火盛

C. 肺热壅盛

D. 胃肠热盛

E. 膀胱湿热

21. 下列各项,不属于实喘特征的是

A. 呼吸深长

B. 发作急骤

C. 息粗声高

D. 动则喘甚

E. 呼出为快

22. 易阻滞气机,损伤阳气的邪气是

A. 风邪

B. 寒邪

C. 暑邪

D. 湿邪

E. 燥邪

23. 七情内伤致病,首先损伤的脏是

A. 肝

B. 心

C. 脾

D. 肺

E. 肾

24. 具有凉血退蒸、清泄肺热功效的药物是

A. 黄芩

B. 桑叶

C. 地骨皮

D. 石膏

E. 白薇

25. 下列方剂的药物组成中,不含有附子的是

A. 实脾散

B. 真武汤

C. 乌梅丸

D. 温脾汤

E. 阳和汤

26. 下列关于劳逸损伤与疾病发生关系的叙述,错误的是

A. 久视伤血

B. 久坐伤肉

C. 久立伤骨

D.久行伤筋

E.久思伤心

27.两经和两经以上病证同时出现的发病类型是

A.感邪即发

B.徐发

C.继发

D.合病

E.并病

28.病室中有尸臭气的临床意义是

A.瘟疫发作

B.患者失血

C.脏腑衰败

D.疮疡溃烂

E.消渴病重

29.情志抑郁,腹痛作泻,泻后痛减的临床意义是

A.伤食积滞

B.大肠湿热

C.肝脾不调

D.脾胃气虚

E.湿困脾胃

30.真人养脏汤主治之久泻久痢的主要病机是

A.肾阳衰微

B.脾胃虚寒

C.肠胃寒积

D.脾肾虚寒

E.肝肾虚寒

31.下列不是防风通圣散的药物组成的是

A.荆芥、连翘

B.川芎、当归

C.大黄、芒硝

D.桔梗、甘草

E.半夏、干姜

32.白术与苍术并用的方剂是

A.健脾丸

B.完带汤

C.参苓白术散

D.藿香正气散

E.九味羌活汤

33.阴盛格阳的证候是

A.假寒证

B.假热证

C.实寒证

D.实热证

E.寒热错杂证

34.气机闭阻,不能外达,以致清窍闭塞的病理状态是

A.气虚

B.气滞

C.气逆

D.气闭

E.气脱

35.津伤化燥多发生的脏腑是

A.肝、脾、肾

B.心、肺、胃

C.脾、胃、小肠

D.肺、胃、大肠

E.肝、肾、大肠

36.细脉的脉象是

A.沉细而软,应指无力

B.举之无力,按之空虚

C.极细极软,似有似无

D.脉体如线,应指明显

E.浮而细软,应指无力

37.先安未受邪之地属于

A.治病求本

B.急则治标

C.未病先防

D.既病防变

E.因时制宜

38.赤芍的功效是

A.养阴生津,消肿止痛

B.凉血补血

C.解毒养阴,凉血

D.清热凉血,散瘀止痛

E.清心安神

39.具有祛风湿、补肝肾、强筋骨、利水消肿功效的药物是

A.薏苡仁

B.桑寄生

C.五加皮

D.威灵仙

E.桑白皮

40. **具有行气、燥湿、消积、降气平喘功效的药物是**
    A. 紫苏
    B. 厚朴
    C. 砂仁
    D. 香附
    E. 白豆蔻

41. **目的视觉功能主要取决于**
    A. 肾中精气的充盈
    B. 肝血的充足
    C. 脾气的健运
    D. 肾阳的蒸化
    E. 肾阴的滋养

42. **下列属于"实则泻其子"治则的是**
    A. 肝旺泻心
    B. 肝旺泻胆
    C. 肝旺泻肺
    D. 肝旺泻肾
    E. 肺旺泻胃

43. **洪脉的临床意义是**
    A. 气分热盛
    B. 湿热蕴结
    C. 外感表证
    D. 宿食积滞
    E. 肝失疏泄

44. **治疗夏伤暑湿,症见身热烦渴、小便不利、泄泻者,应首选**
    A. 茯苓
    B. 猪苓
    C. 金钱草
    D. 滑石
    E. 泽泻

45. **下列各项,不属于阳证表现的是**
    A. 面红目赤
    B. 疼痛拒按
    C. 烦躁不宁
    D. 脉数有力
    E. 恶寒发热

46. **证候真假的所谓"真"主要是指**
    A. 患者真实的临床表现
    B. 临床上常见的证候
    C. 与疾病内在本质相符的证候

D. 本病或者久病之症
E. 患者的病情完全真实

47. **具有滋阴清热、养血安神功效的方剂是**
    A. 炙甘草汤
    B. 酸枣仁汤
    C. 甘麦大枣汤
    D. 天王补心丹
    E. 朱砂安神丸

48. **下列各项,不属于火淫证临床意义的是**
    A. 热邪侵袭
    B. 寒湿郁热
    C. 阳虚阴盛
    D. 阳气旺盛
    E. 五志过极

49. **喜证的临床表现是**
    A. 烦躁多怒,胸胁胀闷,面赤头痛
    B. 嬉笑不休,心神不安,精神涣散
    C. 善悲喜哭,精神萎靡,疲乏少力
    D. 情志抑郁,忧愁不乐,表情淡漠
    E. 气短声低,少气懒言,精神疲惫

50. **缓脉的临床意义是**
    A. 瘀血
    B. 热病
    C. 湿病
    D. 食积
    E. 寒病

51. **适宜用开窍剂治疗的证候是**
    A. 阳明腑实,神昏谵语
    B. 阴虚风动,神倦瘛疭
    C. 瘀热扰神,谵语如狂
    D. 热陷心包,窍闭神昏
    E. 火毒扰神,错语不眠

52. **苏子降气汤中配伍肉桂的主要用意是**
    A. 温阳散寒
    B. 温通经脉
    C. 鼓舞气血
    D. 温肾纳气
    E. 散寒止痛

53. **槐花散的功用是**
    A. 清肠凉血,养阴活血
    B. 清肠止血,疏风下气

C. 养阴清热,凉血止血

D. 养血止血,清肠祛风

E. 益气健脾,养血止血

54.精的功能不包括

A. 濡养脏腑

B. 化血

C. 化气

D. 化神

E. 化物

55.身热初按热甚,久按热反轻者属于

A. 热在表

B. 虚阳外越

C. 热在里

D. 阴虚证

E. 热在半表半里

56.身热夜甚,心烦躁扰,斑疹隐隐属于

A. 热灼营阴证

B. 热陷心包证

C. 热盛动风证

D. 热扰胸膈证

E. 热结肠道证

57.附子入汤剂先煎的目的是

A. 充分煎出有效成分

B. 减轻毒性

C. 增强功效

D. 产生新作用

E. 减轻刺激性

58.肉桂入煎剂、研末冲服时的剂量分别是

A. 0.1~0.3g,0.5~1g

B. 1~2g,0.1~1g

C. 1~5g,1~2g

D. 5~15g,3~6g

E. 15~30g,10~15g

59.既能消食化积,又能降气化痰的药物是

A. 山楂

B. 神曲

C. 莱菔子

D. 麦芽

E. 谷芽

60.以疏风为主,升散中寓清降的方剂是

A. 川芎茶调散

B. 牵正散

C. 消风散

D. 小活络丹

E. 大秦艽汤

61.平胃散与藿香正气散药物组成中均含有的是

A. 陈皮、白术

B. 陈皮、厚朴

C. 陈皮、苍术

D. 厚朴、苍术

E. 白术、厚朴

62.下列各项,最易与暑邪合并的是

A. 风

B. 寒

C. 湿

D. 燥

E. 火

63.治疗久泻久痢、久咳失音,应选用的药物是

A. 蝉蜕

B. 白术

C. 桔梗

D. 诃子

E. 薄荷

64.清燥救肺汤中的君药是

A. 人参、麦冬

B. 石膏、桑叶

C. 枇杷叶、杏仁

D. 胡麻仁、阿胶

E. 甘草、人参

65.百合固金汤所治阴虚证的病位是

A. 肺、肾

B. 肝、胃

C. 心、肝

D. 脾、胃

E. 肺、胃

66.治疗肺胃出血,具有收敛止血、消肿生肌功效的药物是

A. 白茅根

B. 生地黄

C. 仙鹤草

D. 白及

E. 血余炭

67. 只能入丸散剂服用的药物是
   A. 马勃
   B. 蝉蜕
   C. 石膏
   D. 牛黄
   E. 天花粉

68. 苓甘五味姜辛汤的功用是
   A. 化痰息风
   B. 温肺化饮
   C. 利水消痰
   D. 燥湿化痰
   E. 润肺化痰

69. 连翘在保和丸中的作用是
   A. 清热解毒
   B. 辛凉透表
   C. 透热转气
   D. 清泄胸膈之热
   E. 清热散结

70. 具有生风动血致病特点的邪气是
   A. 风邪
   B. 寒邪
   C. 湿邪
   D. 燥邪
   E. 火邪

71. 肺肾气虚证的临床表现是
   A. 发热恶寒
   B. 恶心呕吐
   C. 眩晕头痛
   D. 呼少吸多
   E. 呼多吸少

72. 寒邪伤人,出现脘腹冷痛、呕吐等症的主要原因是
   A. 寒性凝滞,气血运行不畅
   B. 寒邪伤阳,直中脾胃
   C. 寒性收引,气血凝滞不通
   D. 寒性收引,经脉拘急
   E. 寒性黏滞,气机不畅

73. 双侧瞳孔散大,属于
   A. 短暂性脑缺血发作
   B. 肝火上炎
   C. 腔隙性脑梗死

D. 绿风内障
E. 有机磷农药中毒

74. 下列各项,不属于心肝血虚证临床表现的是
   A. 心悸健忘
   B. 气短懒言
   C. 两目干涩
   D. 视物模糊
   E. 爪甲不荣

75. 石菖蒲善治的痢疾是
   A. 湿热痢
   B. 寒湿痢
   C. 疫毒痢
   D. 休息痢
   E. 噤口痢

76. 具有健脾利水、止汗安胎功效的药物是
   A. 茯苓
   B. 泽泻
   C. 薏苡仁
   D. 白术
   E. 猪苓

77. 属于行政处分的是
   A. 降职
   B. 罚款
   C. 责令停产
   D. 没收违法所得
   E. 吊销"卫生许可证"

78. 发现不明原因的群体性疾病,医疗机构向所在地县级人民政府卫生行政主管部门报告的时限要求在
   A. 12小时内
   B. 10小时内
   C. 6小时内
   D. 2小时内
   E. 1小时内

79. 超过有效期的药品
   A. 按假药论处
   B. 按劣药论处
   C. 为可使用的药品
   D. 为不能使用的药品
   E. 为不合格药品

80. 医疗机构发现甲类传染病时,对疑似患者应依

法及时采取的措施是

A. 采取预防措施

B. 进行医学观察

C. 予以隔离治疗

D. 在指定场所进行医学观察

E. 确诊前在指定场所进行单独隔离治疗

81. 下列情况均可由县级以上卫生健康主管部门给予警告,没收违法所得,并处一万元以上三万元以下罚款;情节严重的责令暂停6个月以上1年以下执业活动直至吊销医师执业证书,除外

A. 未按照规定使用麻醉药品、精神药品

B. 泄露患者隐私或者个人信息

C. 违反诊疗规范,对患者实施不必要的检查

D. 隐匿、伪造、篡改或者擅自销毁病历等医学文书及有关资料的

E. 在提供医疗卫生服务或者开展医学临床研究中,未按照规定履行告知义务或取得知情同意

82. 国家鼓励境内外组织和个人通过

A. 开办中医药教育机构发展中医药事业

B. 开办中医医疗机构发展中医药事业

C. 捐资、投资等方式扶持中医药事业发展

D. 以国家为主投资开办中医医疗机构

E. 以民间投资为改革方向开办中医医疗机构

A2 型题(83～102 题)

答题说明

每一道试题是以一个小案例出现的,其下面都有 A、B、C、D、E 五个备选答案。请从中选择一个最佳答案。

83. 患者,女,46 岁。口渴,小便频数,下半身常有冷感,腰痛脚软,舌淡胖苔薄白,脉沉弦。治宜选用

A. 清燥救肺汤

B. 麦门冬汤

C. 玉液汤

D. 肾气丸

E. 左归丸

84. 患者,男,43 岁。悬饮咳唾引痛,心下痞硬,干呕短气,脉沉弦者。治宜选用

A. 五苓散

B. 五皮散

C. 实脾散

D. 真武汤

E. 十枣汤

85. 患者,男,32 岁。身常汗出,夜卧尤甚,久而不止,心悸惊惕,短气烦倦。治宜选用

A. 牡蛎散

B. 归脾汤

C. 补中益气汤

D. 四物汤

E. 黄土汤

86. 患者,男,39 岁。持续高热,咳嗽痰黄,左侧胸痛,舌红苔黄腻,脉滑数。其辨证是

A. 表热证

B. 表寒证

C. 里虚证

D. 里热证

E. 里寒证

87. 患者,女,23 岁。恶寒明显,发热,头身痛,无汗,咳嗽,咽痛,脉浮紧,舌苔薄白。其辨证是

A. 风淫证

B. 热淫证

C. 湿淫证

D. 燥淫证

E. 寒淫证

88. 患者,女,30 岁。恶寒发热轻微,但以脘腹冷痛,呕吐,腹泻为主要症状,舌苔薄,脉紧。其病机是

A. 寒邪伤及卫阳

B. 寒邪伤及太阴

C. 寒邪直中少阴

D. 寒邪直中脾胃

E. 寒邪伤及厥阴

89. 患者,男,39 岁。右侧面神经麻痹 1 周,右眼闭合露睛,饮水外漏,体质尚可。用药应首选

A. 全蝎、蜈蚣

B. 全蝎、僵蚕

C. 全蝎、地龙

D. 地龙、僵蚕

E. 羌活、防风

90. 患者,男,61 岁。突然昏倒,牙关紧闭,不省人事,苔白,脉迟。治宜选用
A. 苏合香丸
B. 至宝丹
C. 紫雪
D. 牛黄丸
E. 柴胡汤

91. 患者,男,46 岁。腹痛腹泻 2 天,日行十余次,水样便,经治已缓解。刻下症见口渴心烦,皮肤干瘪,眼窝凹陷,舌淡白,苔薄黄,脉细无力。其辨证是
A. 津亏证
B. 阴虚证
C. 亡阴证
D. 外燥证
E. 实热证

92. 患者,男,40 岁。平时性情急躁易怒,近 2 周失眠多梦,头晕,口舌溃疡肿痛,尿黄,大便干结,舌红苔黄,脉数。其辨证是
A. 肝火上炎证
B. 心火亢盛证
C. 胃火上冲证
D. 脾胃湿热证
E. 肾火上炎证

93. 患者,男,40 岁。胃脘胀满而痛,不思饮食,四肢倦怠,舌苔白腻,脉弦滑。治宜选用
A. 厚朴温中汤
B. 平胃散
C. 半夏泻心汤
D. 旋覆代赭汤
E. 二陈汤

94. 患者,男,68 岁。半身不遂,口眼歪斜,语言謇涩,口角流涎,下肢痿废,小便频数,舌苔白,脉缓。治宜选用
A. 大秦艽汤
B. 补中益气汤
C. 补阳还五汤
D. 牵正散
E. 地黄饮子

95. 患者,女,54 岁。面色㿠白,时自汗出,恶风,经

常患感冒,脉浮无力。与黄芪配伍的药物应选用
A. 党参、白术
B. 党参、茯苓
C. 党参、甘草
D. 白术、防风
E. 白术、茯苓

96. 患者,女,36 岁。发热胸痛 5 天,咳吐腥臭脓血痰,舌红苔腻。用药应首选
A. 桔梗、薏苡仁、鱼腥草
B. 紫菀、款冬花、百部
C. 桑叶、苦杏仁、枇杷叶
D. 麻黄、苦杏仁、石膏
E. 白果、川贝母、苦杏仁

97. 患者,男,50 岁。便后出血,有时粪中带血,血色鲜红,舌红,脉数。治宜选用
A. 槐花散
B. 黄土汤
C. 归脾汤
D. 四生丸
E. 小蓟饮子

98. 患者,女,34 岁。身热,心烦懊恼,坐卧不安,舌苔微黄,脉数。其辨证是
A. 热灼营阴证
B. 热陷心包证
C. 邪热壅肺证
D. 热扰胸膈证
E. 热结肠道证

99. 患者,男,66 岁。风邪初中经络,口眼歪斜,舌强不能言语,手足不能运动。治宜选用
A. 牵正散
B. 小活络丹
C. 镇肝熄风汤
D. 大定风珠
E. 大秦艽汤

100. 患者,男,40 岁。心悸而烦,失眠多梦,伴有梦遗,舌红苔少,脉细数。用药应首选
A. 五味子、乌梅
B. 龙骨、牡蛎
C. 石决明、珍珠母
D. 牡蛎、代赭石
E. 琥珀、酸枣仁

101. 患者,男,45 岁。腹泻,咳嗽,咳吐痰涎,色白清
稀,舌苔白腻弦滑。用药应首选
   A. 紫苏子、白芥子
   B. 瓜蒌、浙贝母
   C. 半夏、天南星
   D. 川贝母、天花粉
   E. 白附子、僵蚕

102. 患者,女,77 岁。患高血压病 15 年,常有头晕

头痛、失眠出现,近一个月来,又感耳鸣耳聋,
且头晕失眠加重,舌暗红有裂纹,苔黄略燥,脉
弦有力。与生地黄、白芍等配伍的药物应选用
   A. 酸枣仁、柏子仁
   B. 当归、川芎
   C. 天南星、竹沥
   D. 磁石、朱砂
   E. 龙胆草、栀子

B1 型题(103～150 题)

> **答题说明**
>
> 以下提供若干组考题,每组考题共用在考题前列出的 A、B、C、D、E 五个备选答案。请从中选择一
> 个最佳答案。某个备选答案可能被选择一次、多次或不被选择。

   A. 养阴润燥,生津止渴
   B. 补血益阴,滋阴润肺
   C. 补脾益气,滋阴润肺
   D. 养阴润肺,清心除烦
   E. 柔肝止痛,滋阴润肺

103. **玉竹的功效是**
104. **麦冬的功效是**

   A. 气逆证
   B. 气滞证
   C. 气陷证
   D. 气虚证
   E. 气脱证

105. **气升举无力形成的病证是**
106. **脏腑功能低下或衰退形成的病证是**

   A. 肠燥便秘
   B. 食积胀痛
   C. 血虚经闭
   D. 产后浮肿
   E. 热病神昏

107. **三棱的主治病证是**
108. **益母草的主治病证是**

   A. 因人制宜
   B. 因时制宜
   C. 因地制宜

   D. 治未病
   E. 扶助正气

109. **治病时考虑性别、年龄等因素,属于**
110. **用寒远寒、用热远热,属于**

   A. 面色暗淡
   B. 面色萎黄
   C. 眼周发黑
   D. 面色黧黑,肌肤甲错
   E. 面色青黄

111. **肾虚水饮或寒湿带下的患者多表现为**
112. **血瘀日久的患者多表现为**

   A. 炮附子、山茱萸
   B. 炮附子、肉桂
   C. 枸杞子、菟丝子
   D. 山茱萸、牛膝
   E. 鹿角胶、龟甲胶

113. **肾气丸和地黄饮子两方药物组成中均含有**
114. **左归丸和右归丸两方的药物组成中均含有**

   A. 实喘
   B. 上气
   C. 虚喘
   D. 哮证
   E. 少气

115. **喘息气粗、声高息涌是指**

116. 呼吸急促、声高断续、喉间痰鸣是指

    A. 逍遥散

    B. 真人养脏汤

    C. 易黄汤

    D. 桑螵蛸散

    E. 参苓白术散

117. 治疗脾肾虚寒,肠失固涩所致之久泻久痢,宜用

118. 治疗肾虚湿热所致之带下,宜用

    A. 口渴喜冷饮

    B. 口渴饮水少

    C. 口渴喜热饮

    D. 饮水即吐

    E. 口干但欲漱水不欲咽

119. 热结津伤证口渴的特点为

120. 瘀血内阻证口渴的特点为

    A. 热证转寒

    B. 寒热夹杂

    C. 表里俱热

    D. 真热假寒

    E. 真寒假热

121. 患者平素心烦口苦,尿黄便结,昨起发热,微恶寒,头痛,有汗,舌尖红,苔薄黄,脉浮数。其临床意义是

122. 患者突然发热,呕吐腹泻,泻少量脓血,继而神昏谵语,四肢厥冷,胸腹灼热,舌红苔黄,脉沉数。其临床意义是

    A. 阳中之阴

    B. 阳中之阳

    C. 阴中之阴

    D. 阴中之阳

    E. 阴中之至阴

123. 下午的阴阳属性是

124. 后半夜的阴阳属性是

    A. 心肺气虚证

    B. 心脾气血虚证

    C. 心肾阳虚证

    D. 心肝血虚证

    E. 心脉痹阻证

125. 心悸少寐,食少便溏,脉象细弱的临床意义是

126. 心悸怔忡,尿少浮肿,脉象微弱的临床意义是

    A. 泻南补北

    B. 扶土抑木

    C. 滋水涵木

    D. 培土生金

    E. 佐金平木

127. 心肾不交的治法是

128. 肝阳上亢的治法是

    A. 鸡内金

    B. 莱菔子

    C. 麦芽

    D. 稻芽

    E. 神曲

129. 哺乳期不应使用的药物是

130. 研末服用,每次 $1.5 \sim 3g$,效果比煎剂好的药物是

    A. 补气活血,化瘀通络

    B. 活血祛瘀,疏肝通络

    C. 活血化瘀,缓消癥块

    D. 活血祛瘀,散结止痛

    E. 活血祛瘀,温经止痛

131. 复元活血汤的功用是

132. 补阳还五汤的功用是

    A. 石膏与知母

    B. 黄芪与茯苓

    C. 半夏与生姜

    D. 人参与莱菔子

    E. 甘草与海藻

133. 属于相恶的配伍是

134. 属于相须的配伍是

    A. 透疹,利咽消肿

    B. 透疹,利咽,清利头目

    C. 透疹,明目退翳

D. 透疹,解热生津

E. 透疹,清热解毒

135. 蝉蜕具有的功效是

136. 牛蒡子具有的功效是

A. 目

B. 舌

C. 口

D. 鼻

E. 耳

137. 脾在窍为

138. 肺在窍为

A. 下肢外侧后缘

B. 上肢内侧中线

C. 下肢外侧前缘

D. 上肢外侧中线

E. 上肢内侧后缘

139. 患者疼痛,沿手少阳三焦经放射,其病变部位在

140. 患者心绞痛,沿手少阴心经放射,其病变部位在

A. 射干

B. 鱼腥草

C. 紫草

D. 苦参

E. 蒲公英

141. 具有清热解毒、排脓利尿功效的药物是

142. 具有凉血活血、解毒透疹功效的药物是

A. 祛风湿,止痛,解表

B. 祛风湿,止痛,利水消肿

C. 祛风湿,利关节,解毒

D. 祛风湿,通络止痛,消骨鲠

E. 祛风湿,活血通络,清肺化痰

143. 独活的功效是

144. 羌活的功效是

A. 燥湿运脾

B. 发汗祛湿

C. 健脾助运

D. 渗湿健脾

E. 补气健脾

145. 平胃散中配伍苍术的用意是

146. 九味羌活汤中配伍苍术的用意是

A. 非营利性中医医疗机构

B. 中医药人员培训规划

C. 中医药专业技术职务任职资格评审

D. 与中医药有关的评审或者鉴定活动

E. 获得定点资格的中医医疗机构

147. 依照国家有关规定享受财政补贴、税收减免等优惠政策的是

148. 应当按照规定向参保人员提供基本医疗服务的是

A. "药品经营许可证"

B. "药品生产许可证"

C. "医疗机构制剂许可证"

D. 药品注册商标

E. 药品批准文号

149. 企业生产中药饮片应具有

150. 生产中成药应有国务院药品监督管理部门发给的

A1 型题(1~59 题)

答题说明

每一道试题下面有 A、B、C、D、E 五个备选答案。请从中选择一个最佳答案。

1.《素问·阴阳应象大论》指出,其实者
   A. 散而泻之
   B. 按而收之
   C. 引而竭之
   D. 因而越之
   E. 泻之于内

2.《素问·经脉别论》"生病起于过用"的观点,提示我们治病应该
   A. 热因热用
   B. 寒者热之
   C. 以平为期
   D. 急则治其标
   E. 标本兼治

3.《素问·至真要大论》属"湿"的病机为
   A. 诸病胕肿,疼酸惊骇
   B. 诸病水液,澄澈清冷
   C. 诸痉项强
   D. 诸暴强直
   E. 诸胀腹大

4. 太阳中风证,其发热的特点是
   A. 翕翕发热
   B. 蒸蒸发热
   C. 身大热
   D. 烦热
   E. 潮热

5. 体温上升期的临床表现是
   A. 皮肤潮红而灼热
   B. 畏寒或寒战,皮肤苍白无汗
   C. 呼吸加快、加强
   D. 心率减慢,脉搏有力
   E. 可有汗出,尿少色黄

6. 头痛常在夜间发作的是
   A. 颅内占位性病变所致的头痛
   B. 高血压性头痛
   C. 丛集性头痛
   D. 眼源性头痛
   E. 副鼻窦炎引起的头痛

7. 下列慢性乙型肝炎的治疗措施,最主要的是
   A. 一般治疗
   B. 对症治疗
   C. 抗病毒治疗
   D. 保肝治疗
   E. 抗肝纤维化治疗

8. 可引起持续性、广泛性剧烈腹痛的是
   A. 消化性溃疡
   B. 胆道蛔虫梗阻
   C. 肾结石
   D. 肠梗阻
   E. 急性弥漫性腹膜炎

9. 大咯血的日咯血量为
   A. 100~200mL
   B. 200~300mL
   C. 300~400mL
   D. 400~500mL
   E. >500mL

10. 易引起 Horner 综合征的肺癌是
    A. 中央型肺癌
    B. 周围型肺癌
    C. 肺上沟瘤
    D. 细支气管肺泡癌
    E. 小细胞肺癌

11. 可引起阻塞性黄疸的疾病是
    A. 原发性胆汁性肝硬化
    B. 系统性红斑狼疮
    C. 毒蕈中毒
    D. 蚕豆病
    E. 病毒性肝炎

12. 意识障碍伴呼吸缓慢的疾病是
    A. 代谢性酸中毒
    B. 肝昏迷
    C. 吗啡中毒
    D. 尿毒症
    E. 脑型疟疾

13. 流感的传染源主要是

A. 犬

B. 猪

C. 禽类

D. 患者

E. 旅行者

14. 震颤麻痹患者常采取的步态是

  A. 蹒跚步态

  B. 醉酒步态

  C. 慌张步态

  D. 剪刀步态

  E. 跨阈步态

15. 肾绞痛患者常采取的体位是

  A. 强迫侧卧位

  B. 强迫俯卧位

  C. 强迫坐位

  D. 辗转体位

  E. 角弓反张位

16. 可确诊人感染高致病性禽流感的检查是

  A. 血常规

  B. 血生化

  C. 血清学

  D. 骨髓穿刺

  E. 胸部影像学

17. 下列各项,最常出现病理性支气管呼吸音的是

  A. 气胸

  B. 支气管哮喘

  C. 慢性支气管炎

  D. 大叶性肺炎实变期

  E. 慢性阻塞性肺气肿

18. 主动脉瓣狭窄,可出现的体征是

  A. 心尖部舒张期震颤

  B. 胸骨左缘第2肋间收缩期震颤

  C. 胸骨左缘第2肋间舒张期震颤

  D. 胸骨右缘第2肋间收缩期震颤

  E. 胸骨右缘第2肋间舒张期震颤

19. 房室交界区折返性心动过速发作时,首选的治疗措施是

  A. 静脉注射毛花苷丙

  B. 静脉注射利多卡因

  C. 肌内注射升压药

  D. 机械刺激迷走神经

E. 同步直流电复律

20. 下列各项,不会出现第一心音强弱不等的是

  A. 频发室性早搏

  B. 室性心动过速

  C. 一度房室传导阻滞

  D. 三度房室传导阻滞

  E. 心房颤动

21. 病理性双侧瞳孔缩小,可见于

  A. 有机磷农药中毒

  B. 青光眼

  C. 视神经萎缩

  D. 脑肿瘤

  E. 脑疝

22. 下列有关严重急性呼吸综合征临床表现的叙述,错误的是

  A. 常以发热为首发和主要症状

  B. 严重者可出现呼吸窘迫

  C. 肺部体征不明显

  D. 常伴有呼吸道卡他症状

  E. 部分患者有腹泻

23. 引起血小板减少的疾病是

  A. 急性白血病

  B. 真性红细胞增多症

  C. 慢性粒细胞白血病

  D. 急性大失血

  E. 急性溶血

24. 正常人血清白蛋白/球蛋白(A/G)的比值是

  A. (0.5 ~ 1.0) : 1

  B. (1.0 ~ 1.5) : 1

  C. (1.5 ~ 2.0) : 1

  D. (1.5 ~ 2.5) : 1

  E. (3.0 ~ 4.5) : 1

25. 下列关于流行性出血热发热期治疗的叙述,错误的是

  A. 发病3日内可给予利巴韦林

  B. 及时给予解热镇痛剂

  C. 给予低分子右旋糖酐

  D. 纠正电解质紊乱

  E. 中毒症状重者可给予糖皮质激素

26. 血肌酐(Cr)测定反映的功能是

  A. 肾小球滤过功能

B. 肾小管排泌功能

C. 肾小管重吸收功能

D. 肾脏调节水液平衡功能

E. 肾脏调节酸碱平衡功能

27. 引起血清总胆固醇增高的疾病是

A. 肝硬化

B. 甲状腺功能亢进症

C. 严重贫血

D. 严重营养不良

E. 肾病综合征

28. 急性心肌梗死引起急性左心衰竭,主要的治疗措施是

A. 扩充血容量

B. 强心

C. 应用吗啡和利尿剂

D. 抗感染

E. 升血压

29. 尿细菌培养阳性提示尿路感染时,其细菌计数应大于

A. 10^4/mL

B. 10^5/mL

C. 10^6/mL

D. 10^7/mL

E. 10^8/mL

30. 下列疾病,立位 X 线透视可见膈下游离气体影的是

A. 急性胃穿孔

B. 肠梗阻

C. 肠套叠

D. 肝破裂

E. 结肠肿瘤

31. 狂犬病毒刺激周围神经元引起的症状是

A. 头痛

B. 乏力

C. 咽喉紧缩感

D. 对风敏感

E. 伤口周围虫爬感

32. 反映侧壁心肌梗死的导联是

A. V_1、V_2、V_3

B. Ⅰ、Ⅱ、Ⅲ

C. Ⅰ、aVL、V_6

D. Ⅱ、Ⅲ、aVF

E. V_7、V_8、V_9

33. 成年女性红细胞的正常参考范围是

A. $(3.5 \sim 5.0) \times 10^{12}$/L

B. $(6.0 \sim 7.0) \times 10^{12}$/L

C. $(5.0 \sim 10.0) \times 10^9$/L

D. $(4.0 \sim 10.0) \times 10^9$/L

E. $(4.0 \sim 5.5) \times 10^{12}$/L

34. 下列关于流行性乙型脑炎极期表现的叙述,错误的是

A. 高热、惊厥

B. 病理征阳性

C. 脑膜刺激征阳性

D. 瘫痪多不对称,肢体松弛

E. 颅内高压表现及呼吸衰竭

35. X 线表现为积气、积液,立位或侧位水平摄片可见肠管扩张,呈阶梯状气液平。首先应考虑

A. 消化道穿孔

B. 消化道溃疡

C. 肠梗阻

D. 消化道肿瘤

E. 消化道结核

36. 下列除哪项外,均属于现病史的内容

A. 起病情况

B. 主要症状及伴随症状

C. 诊疗经过

D. 病程中的一般情况

E. 家族成员患同样疾病的情况

37. 不属于再生障碍性贫血的诊断要点的是

A. 全血细胞减少

B. 脾肿大

C. 骨髓增生减低

D. 一般抗贫血治疗无效

E. 除外其他引起全血细胞减少的疾病

38. 幽门梗阻时,呕吐物多为

A. 咖啡色

B. 黄绿色稀薄液

C. 含血液

D. 隔日食物

E. 大量黏液

39. 引起痰分层现象的疾病是

A. 肺炎链球菌肺炎

B. 心源性哮喘

C. 慢性支气管炎

D. 肺脓肿

E. 肺结核

40. 下列哪项不是流行性出血热的临床特点

A. 腰痛

B. 眼眶痛

C. 热退症状加重

D. 出血性皮疹

E. 杨梅舌

41. Ⅰ度房室传导阻滞时的心电图改变为

A. QRS 增宽 >0.12 秒

B. P－R 间期 >0.12 秒

C. P－R 间期 <0.20 秒

D. P－R 间期 >0.20 秒

E. P－R 间期逐渐延长

42. 正常成人右下肺动脉主干的直径一般为

A. 不超过 15mm

B. 不超过 16mm

C. 不超过 17mm

D. 不超过 18mm

E. 不超过 20mm

43. 流行性脑脊髓膜炎的主要传播途径是

A. 日常生活接触

B. 蚊虫叮咬

C. 呼吸道

D. 粪－口

E. 体液

44. 无尿是指成人 24 小时尿量不足

A. 150mL

B. 100mL

C. 80mL

D. 50mL

E. 0mL

45. 当腹水量大于多少时,可以叩出移动性浊音

A. 50mL

B. 1000mL

C. 1500mL

D. 2000mL

E. 2500mL

46. 诊断白细胞减少症的标准是

A. 周围血白细胞持续低于 5×10^9/L

B. 周围血白细胞持续低于 4.5×10^9/L

C. 周围血白细胞持续低于 4×10^9/L

D. 周围血白细胞持续低于 3.5×10^9/L

E. 周围血白细胞持续低于 3×10^9/L

47. 肝浊音界下移见于

A. 人工气腹

B. 右侧张力性气胸

C. 肝硬化

D. 肝囊肿

E. 急性肝炎

48. 肠蠕动音为金属样可见于

A. 麻痹性肠梗阻

B. 机械性肠梗阻

C. 低血钾

D. 急性肠炎

E. 败血症

49. 细菌性痢疾应采取综合措施预防,其中以下列哪项为主

A. 隔离并及时治疗现症患者

B. 及时发现并治疗带菌者

C. 切断传播途径

D. 服用减毒活疫苗

E. 流行季节预防服药

50. 脊椎压痛、叩击痛不常见于

A. 脊椎结核

B. 脊椎骨折

C. 椎间盘脱出

D. 脊柱畸形

E. 脊椎肿瘤

51. 腰椎间盘突出所致的坐骨神经痛可出现的阳性体征是

A. 布鲁津斯基征

B. 戈登征

C. 查多克征

D. 拉塞格征

E. 霍夫曼征

52. 下列各项,不属于伤寒典型临床表现的是

A. 发热

B. 皮疹

C. 腹泻

D. 脾肿大

E. 表情淡漠

53. 下列霍乱患者静脉补液的原则,不恰当的是

A. 早期、快速、足量

B. 先盐后糖

C. 先快后慢

D. 积极补钾

E. 及时补碱

54. 撰写"医家五戒十要"的医家是

A. 李时珍

B. 陈实功

C. 孙思邈

D. 张仲景

E. 华佗

55. 手术治疗中患者知情权一般不包括

A. 有自主选择的权利

B. 有同意的合法权利

C. 有明确决定的理解力

D. 有家属代为决定的权利

E. 有做出决定的认知力

56. "上以疗君亲之疾,下以救贫贱之厄,中可保身长全"体现的医疗活动原则是

A. 尊重原则

B. 保密原则

C. 公益原则

D. 审慎原则

E. 公正原则

57. 下列各项,不符合道德要求的是

A. 尽量为患者选择安全有效的药物

B. 要严格遵守各种抗生素的用药规则,尽可能开患者要求的好药和贵重药物

C. 在医疗过程中要为患者保守秘密

D. 对婴幼患儿、老年患者的用药应该谨慎,防止肾功能损害

E. 钻研药理知识,防止粗疏和盲目用药

58. 在使用辅助检查时,不适宜的是

A. 严格掌握适应证

B. 应该广泛依赖辅助检查

C. 有利于提高医生认识疾病的能力

D. 应从患者的利益出发决定做什么项目

E. 结合临床应用辅助检查手段

59. 医学道德评价的标准是

A. 疗效标准、社会标准、科学标准

B. 科学标准、实践标准、疗效标准

C. 疗效标准、医学标准、科学标准

D. 疗效标准、行为标准、科学标准

E. 经济标准、社会标准、科学标准

A2 型题(60~101 题)

> **答题说明**
>
> 每一道试题是以一个小案例出现的,其下面都有 A、B、C、D、E 五个备选答案。请从中选择一个最佳答案。

60. 患者,男,59 岁。COPD 病史 11 年,近来因咳、痰、喘加重就诊,查体示 P_2 亢进,剑突下可触及心脏搏动。最可能的诊断是

A. 合并支气管肺炎

B. 合并支气管扩张

C. 合并冠心病

D. 慢性肺源性心脏病

E. COPD 急性加重期

61. 患者夜卧则惊,多饮,数小便,上为引如怀。其为

A. 心痹

B. 肺痹

C. 肾痹

D. 脾痹

E. 肝痹

62. 患者,男,37 岁。十二指肠溃疡病史 6 年余,近日劳累后频发上腹疼痛,食欲不振,乏力,2 小时前突感恶心,随后呕吐暗红色血性液体,量较大,故来急诊。应立即应用的止血药物是

A. 止血环酸

B. 垂体后叶素

C. 安络血

D. 奥美拉唑

E. 血小板悬液

63. 患者,女,63 岁。高血压史 20 年,近 2 年食欲差,

夜尿增多,10 天前出现胸闷、恶心、呕吐、食欲差,尿量减少,400～500mL/天。血压 165/105mmHg,心率 94 次/分,期前收缩 3～4 次/分,肺无异常发现,下肢水肿,血尿素氮 20mmol/L,血肌酐 445μmol/L,尿比密 1.015,尿蛋白 2g/L。其少尿的原因最可能是

A. 尿潴留

B. 肾后性梗阻

C. 肾实质病变

D. 心排血量降低

E. 血容量不足

64. 患者,男,36 岁。反复浮肿、高血压 4 年,近日气喘明显,深大呼吸,查血红蛋白 60g/L,双肺呼吸音清晰,未闻及啰音,心率 92 次/分,节律整齐。患者气喘最可能的原因是

A. 心功能不全

B. 贫血

C. 代谢性酸中毒

D. 上呼吸道感染

E. 水肿

65. 患者,男,37 岁。因贫血、长期低热、反复牙龈出血 2 个月就诊,经检查诊断为慢性再障。首选的治疗药物是

A. 丙酸睾酮

B. 强的松

C. 反复多次输血

D. 一叶萩碱

E. EPO

66. 患者咳逆倚息,短气不得卧,其形如肿。其为

A. 悬饮

B. 支饮

C. 溢饮

D. 痰饮

E. 战汗

67. 患者太阳病,关节疼痛而烦,脉沉而细,又见小便不利,大便反快。其为

A. 风痹

B. 湿痹

C. 血痹

D. 历节

E. 肾痹

68. 患者,女,37 岁。低热伴双手关节肿胀疼痛半年就诊。查体:血白细胞 8.3×10⁹/L,血红蛋白 99g/L,ANA(−),RF(+)。须进一步检查关节 X 线明确诊断,应首选的检查部位是

A. 双侧踝关节

B. 双侧膝关节

C. 双手指及腕关节

D. 双侧肘关节

E. 双侧肩关节

69. 患者胸痹,喘息咳唾,胸背痛,短气,寸口脉沉而迟,关上小紧数。治宜选用

A. 瓜蒌薤白半夏汤

B. 瓜蒌薤白白酒汤

C. 橘枳姜汤

D. 桂枝生姜枳实汤

E. 枳实薤白桂枝汤

70. 患者,男,68 岁。高血压病史 20 年,近日突然意识丧失,深度昏迷,出现三偏征,伴有高热与呕血。应首先考虑的是

A. 内囊－底节出血(外侧型)

B. 内囊－底节出血(内侧型)

C. 桥脑出血

D. 小脑出血

E. 蛛网膜下腔出血

71. 患者风湿,脉浮,身重,汗出,恶风。治宜选用

A. 瓜蒌桂枝汤

B. 防己黄芪汤

C. 黄芪桂枝五物汤

D. 桂枝芍药知母汤

E. 麻黄杏仁薏苡甘草汤

72. 患者,男,24 岁。十二指肠溃疡史 5 年。今日突然呕血伴休克。应首先采取的抢救措施是

A. 补充血容量

B. 口服去甲肾上腺素

C. 静脉滴注止血敏

D. 静滴甲氰咪呱

E. 冰水洗胃

73. 患者,女,25 岁。发热 2 周,伴四肢关节酸痛,无皮疹。胸部 X 线片示:两侧少量胸腔积液。查体:体温 39℃,心率 120 次/分,两下肺叩诊浊音,呼吸音低,肝脾未触及,两手掌指关节及膝

关节轻度肿胀。血常规:血红蛋白 100g/L,白细胞 3×10⁹/L,血小板 5×10⁹/L;尿常规:蛋白 1g/L。该患者最可能的诊断是

A. 类风湿关节炎

B. 系统性红斑狼疮

C. 结核性胸膜炎

D. 病毒感染

E. 再生障碍性贫血

74. 患儿,男,12 岁。既往有癫痫病史 1 年,发作时突然意识丧失,活动停止,呼之不应,两眼瞪视不动,持续 5~30 秒后恢复,事后不能回忆。其癫痫发作类型是

A. 部分运动性发作

B. 复杂部分性发作

C. 失神发作

D. 全面性强直–阵挛发作

E. 婴儿阵挛

75. 患者,女,55 岁。昏睡。查体:深昏迷状态,呼吸有轻微大蒜味,疑为有机磷农药中毒。对诊断最有帮助指标是

A. 全血胆碱酯酶活力降低

B. 大小便失禁

C. 肌肉抽动

D. 呕吐物有大蒜味

E. 瞳孔缩小

76. 患者血痹,阴阳俱微,寸口、关上微,尺中小紧,外证身体不仁,如风痹状。治宜选用

A. 乌头汤

B. 防己黄芪汤

C. 黄芪桂枝五物汤

D. 桂枝芍药知母汤

E. 桂枝加龙骨牡蛎汤

77. 患者,女,26 岁。支气管哮喘病史 13 年,今晨上班途中因吸入汽车尾气突然发作,以喘憋、呼吸困难为主,伴心悸、乏力。为控制发作应首选的药物是

A. 沙丁胺醇气雾剂

B. 异丙托溴铵气雾剂

C. 泼尼松片

D. 色甘酸钠气雾剂

E. 茶碱缓释片

78. 患者,男,25 岁。发作性干咳 3 个月,伴有夜间胸闷,无发热、咯血。查体:双肺未闻及干湿啰音。为明确诊断应首选的检查是

A. 心脏彩超

B. X 线胸片

C. 肺功能

D. 心电图

E. 胃镜

79. 患者女性,咽中如有炙脔。治宜选用

A. 薏苡附子散

B. 半夏厚朴汤

C. 瓜蒌桂枝汤

D. 桂枝芍药知母汤

E. 麻黄杏仁薏苡甘草汤

80. 患者,女,30 岁。既往有风湿性关节炎病史。查体:心尖部可闻及 4/6 级收缩期杂音。X 线检示:左心房、左心室增大。应首先考虑的心瓣膜病变是

A. 二尖瓣关闭不全

B. 二尖瓣狭窄

C. 主动脉瓣关闭不全

D. 主动脉瓣狭窄

E. 肺动脉瓣狭窄

81. 患者,男,50 岁。既往有高血压病史 10 年。今日剧烈头痛,眩晕,恶心,呕吐。查体:无肢体活动障碍,血压 200/120mmHg。为快速降压,应选择下列哪种药物

A. 硝普钠

B. 普萘洛尔

C. 硝苯吡啶

D. 降压灵

E. 复方降压片

82. 患者温病,邪在阳明久羁,已下,身热面赤,口干舌燥,甚则齿黑唇裂。决定使用下法或滋肾法的主要依据是

A. 口渴或口不渴

B. 脉沉实或脉虚大,手足心热甚于手足背

C. 发热或不发热

D. 恶寒或不恶寒

E. 烦躁或不烦躁

83. 患者,男,50 岁。1 个月来上腹部胀满不适,餐后

加重,明显反酸、恶心、呕吐。查体:腹部可见蠕
动波,触之有振水音。可能的诊断是

A. 十二指肠球部溃疡并幽门梗阻

B. 胃体溃疡并幽门梗阻

C. 慢性胃体炎并幽门梗阻

D. 慢性胃窦炎并幽门梗阻

E. 胃角溃疡并幽门梗阻

84. 患者,男,29岁。慢性腹泻3年余,大便4~5次/日。
近日劳累后病情加重,大便增加至7~9次/日,
多为肉眼脓血便,伴腹痛及发热,排便后腹痛可
缓解,已应用柳氮磺吡啶治疗,症状缓解不佳。
为进一步治疗应给予

A. 克拉霉素

B. 诺氟沙星

C. 泼尼松

D. 环孢素A

E. 环磷酰胺

85. 患者,男,50岁。既往体健,查体时发现肝右季
肋下2cm,质硬无压痛,脾可触及。ALT正常范
围。肝穿刺活体组织检查:假小叶形成。其诊
断是

A. 慢性活动性肝炎

B. 慢性持续性肝炎

C. 肝硬化代偿期

D. 肝脓肿

E. 肝纤维化

86. 患者面目俱赤,语声重浊,呼吸俱粗,大便闭,小
便涩,舌苔老黄,甚则黑有芒刺,但恶热,不恶
寒,日晡益甚。其为

A. 阳明温病

B. 太阴温病

C. 下焦温病

D. 少阴温病

E. 冬温

87. 患者,女,36岁。因皮肤黏膜出血、发热1个月
就诊,诊断为"急性再生障碍性贫血"。支持诊
断的血小板检查结果是

A. $< 100 \times 10^9/L$

B. $< 50 \times 10^9/L$

C. $< 30 \times 10^9/L$

D. $< 20 \times 10^9/L$

E. $< 10 \times 10^9/L$

88. 患者,女,19岁。经期延长10多天。查体:贫血
貌,皮肤散在出血点,肝、脾未扪及。血红蛋白
100g/L,白细胞$10 \times 10^9/L$,血小板$25 \times 10^9/L$。
骨髓增生活跃,骨髓涂片可见巨核细胞50个。
其可能的诊断是

A. 再生障碍性贫血

B. 急性白血病

C. 系统性红斑狼疮

D. 脾功能亢进

E. 原发免疫性血小板减少症

89. 患者素有喘疾,近日受寒后,微发热恶风寒,咳
嗽气喘,微汗,舌淡苔白,脉浮缓弱。治宜选用

A. 桂枝汤

B. 小青龙汤

C. 桂枝麻黄各半汤

D. 桂枝加厚朴杏子汤

E. 桂枝加桂汤

90. 患者,女,36岁。确诊为Graves病,PTU治疗症
状控制,甲状腺缩小,维持治疗25mg/d已超过1
年半。考虑停药,有助于判断是否停药的检查是

A. TSAb测定

B. 甲状腺摄^{131}I率

C. T_3抑制试验

D. 放射性核素扫描

E. 基础代谢率测定

91. 患者,女,56岁。1型糖尿病患者,近期由于肺部
感染,原有症状明显加重,诊断为糖尿病酮症酸
中毒。其首要的治疗措施是

A. 补液

B. 纠正酸中毒

C. 控制感染

D. 纠正电解质紊乱

E. 应用胰岛素

92. 患者,女,57岁。反复低热5月余,伴四肢大小
关节肿痛。实验室检查:白细胞$8.7 \times 10^9/L$,血
红蛋白89g/L,ANA(-),RF(+)。拟诊为"类
风湿关节炎",提示疾病处于活动期最有价值的
表现是

A. 晨僵

B. 关节肿胀

C. 类风湿结节

D. 贫血

E. 抗角蛋白抗体阳性

93. 患者风湿病 4 年,现身体赢瘦,右膝、踝关节肿大明显,无明显疼痛,胃纳欠佳,口干欲饮,舌红少苔,脉细略数。治宜选用

A. 黄芪桂枝五物汤

B. 桂枝附子汤

C. 桂枝芍药知母汤

D. 乌头汤

E. 薏苡仁汤

94. 患者女性,喜悲伤欲哭,象如神灵所作,数欠伸,辨为脏躁。治宜选用

A. 百合地黄汤

B. 半夏厚朴汤

C. 麦门冬汤

D. 甘麦大枣汤

E. 丹栀逍遥散

95. 患者,男,47 岁。慢性肝炎、肝硬化病史,进食较硬的食物后突发上消化道大出血 1 小时,急诊入院。应首选的止血药是

A. 垂体后叶素

B. 西咪替丁

C. 奥美拉唑

D. 安络血

E. 止血环酸

96. 患者,女,29 岁。因家庭矛盾自服敌敌畏 40mL,经当地医院用阿托品、解磷定抢救后,送来急诊。查体:38.6℃,神志模糊,瞳孔散大,皮肤绯红、干燥,抽搐,呼吸不规则、浅表双吸气及骤停,双肺有散在性湿啰音,心率 150 次/分,律齐,下腹膨隆,叩诊呈固定浊音,全血胆碱酯酶活力为 6 单位。此患者除有机磷中毒外,尚合并有

A. 脑水肿

B. 中毒性心肌炎

C. 阿托品中毒

D. 急性肾衰

E. 肺部感染

97. 患者湿热证,恶寒无汗,身重头痛,湿在表分。治宜选用

A. 藿香、麻黄、羌活、苍术皮、薄荷、牛蒡子

B. 藿香、香薷、独活、苍术皮、薄荷、牛蒡子

C. 藿香、香薷、羌活、苍术皮、薄荷、车前子

D. 藿香、香薷、羌活、苍术皮、薄荷、牛蒡子

E. 藿香、香薷、羌活、苍术皮、紫苏、牛蒡子

98. 患者太阳病发汗后,表不解,少腹满,小便不利,脉浮。治宜选用

A. 桂枝去桂加茯苓白术汤

B. 五苓散

C. 茯苓甘草汤

D. 苓桂术甘汤

E. 真武汤

99. 患者,女,47 岁。反复低热半年余,伴双手腕关节及掌指关节肿痛,晨起关节有胶黏着样感觉,症状加重时脚踝部可见大小不一、无压痛的皮下结节,伴口干,查血白细胞 $9.3 \times 10^9/L$,血红蛋白 93g/L,血沉 83mm/h,ANA(–),RF(+)。应首先考虑的诊断是

A. 风湿关节炎

B. 系统性红斑狼疮

C. 干燥综合征

D. 类风湿关节炎

E. 痛风性关节炎

100. 患者身劳汗出,常衣里冷湿,日久腰部酸楚冷痛,身体沉重,腰重如带五千钱,但口不渴,小便自利,饮食如故。治宜选用

A. 甘草干姜汤

B. 茯苓桂枝五味甘草汤

C. 苓桂术甘汤

D. 甘姜苓术汤

E. 茯苓桂枝甘草大枣汤

101. 患者风温,身热面赤,口干舌燥,脉虚大,手足心热甚于手足背。治宜选用

A. 竹叶石膏汤

B. 黄连阿胶汤

C. 青蒿鳖甲汤

D. 加减复脉汤

E. 三甲复脉汤

A3 型题(102 ~ 122 题)

答题说明

以下提供若干个案例,每个案例下设 3 道考题。请根据题干所提供的信息,在每一道考题下面的 A、B、C、D、E 五个备选答案中选择一个最佳答案。

(102 ~ 104 题共用题干)

患者,女,30 岁。1 周来发热、尿频、尿急、尿痛伴腰痛,既往无类似病史。查体:体温 38.5℃,心肺未见异常,腹软,肝脾肋下未触及,双肾区有叩击痛。实验室检查:尿蛋白(+),白细胞 30 ~ 50/HP,可见白细胞管型。

102. 该患者最可能的诊断是
A. 急性肾小球肾炎
B. 急性尿道炎
C. 急性膀胱炎
D. 急性肾盂肾炎
E. 尿道综合征

103. 不宜作为首选治疗药物的是
A. 喹诺酮类
B. 头孢菌素类
C. 红霉素
D. 半合成广谱青霉素
E. 克林霉素

104. 一般用药的总疗程是
A. 1 ~ 3 天
B. 3 ~ 7 天
C. 7 ~ 14 天
D. 14 ~ 20 天
E. 20 ~ 30 天

(105 ~ 107 题共用题干)

患者,女,42 岁。双手指间关节疼痛半年,左腕关节肿痛 4 周。查体:左腕关节肿胀,压痛(+);双手第 2、4、5 近端指间关节压痛(+),无肿胀。实验室检查:ESR 45mm/h,CRP 18.7mg/L(正常 <8mg/L),RF(-),抗 CCP 抗体 152RU/mL(正常值 <5RU/mL)。

105. 该患者应首先考虑的诊断是
A. 强直性脊柱炎
B. 风湿性关节炎
C. 系统性红斑狼疮

D. 类风湿关节炎
E. 骨关节炎

106. 下列检查中,对诊断最为关键的是
A. 类风湿因子
B. 抗核抗体
C. 红细胞沉降率
D. C 反应蛋白
E. 血免疫球蛋白 + 补体

107. 治疗应首选的药物是
A. 青霉素
B. 布洛芬
C. 青霉胺
D. 地塞米松
E. 甲氨蝶呤

(108 ~ 110 题共用题干)

患者,男,24 岁。突然意识不清,跌倒,全身强直数秒后抽搐,咬破舌,2 分钟后抽搐停止,醒后活动正常。

108. 首先应考虑的诊断是
A. 脑出血
B. 脑血栓形成
C. 蛛网膜下腔出血
D. 癫痫
E. 脑栓塞

109. 应进一步做的检查是
A. 头颅 X 线片
B. 脑电图
C. 脑脊液检查
D. 脑血管造影
E. 经颅超声多普勒(TCD)

110. 治疗的首选药物是
A. 降颅内压药
B. 溶栓药
C. 止血药
D. 扩血管药

E.抗癫痫药

(111~113 题共用题干)

患者,女,25 岁。自幼有癫痫大发作史,曾多次做检查,未见阳性发现,持续服用苯妥英钠近 1 周,因患胃肠炎,而停服药物,于 5 小时前出现全身强直 - 阵挛性发作,发作频繁,发作间期意识不清。

111. 考虑诊断为

A.癫痫大发作

B.癫痫强直性发作

C.癫痫持续状态

D.低血糖反应

E.癔病

112. 治疗应首选

A.甘露醇

B.苯妥英钠

C.安定

D.地塞米松

E.葡萄糖

113. 该患者的发病原因最可能为

A.停服苯妥英钠

B.胃肠炎症

C.不能进食

D.精神刺激

E.过劳

(114~116 题共用题干)

患者,女,24 岁。幼年有"支气管哮喘"。反复出现发作性气喘、咳嗽 2 年,每月发作 2~4 次,吸入煤烟或香烟烟雾后出现喘息,咳少量白色黏痰,口服抗生素及氨茶碱后缓解,无发作时如常人,曾行 X 线胸片检查无异常。本次就诊查体:双肺呼吸音清晰,无干、湿啰音。

114. 最可能的诊断是

A.支气管内膜结核

B.支气管肺癌

C.支气管哮喘

D.支气管扩张症

E.慢性支气管炎

115. 对确诊最有价值的检查是

A.胸部 X 线片

B.胸部 CT

C.痰培养

D.支气管激发试验

E.纤维支气管镜

116. 最适宜的治疗是

A.吸入糖皮质激素和长效 β 受体激动剂

B.静脉滴注糖皮质激素

C.口服氨茶碱

D.口服抗生素和氨茶碱

E.吸入沙丁胺醇气雾剂

(117~119 题共用题干)

患者,男,55 岁。间歇性上腹部不适 5 年,餐后加重,伴嗳气。胃液分析结果:基础胃酸分泌量(BAO)为 0(正常值 1~2mmol/h),最大胃酸分泌量(MAO)为 5mmol/h(正常值 17~23mmol/h),壁细胞总数(PCM)为 2.5×10^9 个。

117. 最可能的诊断是

A.胃溃疡

B.十二指肠球部溃疡

C.慢性浅表性胃炎

D.慢性萎缩性胃炎

E.胃癌

118. 下列哪种疾病可见血清胃泌素减少

A.胃溃疡

B.慢性十二指肠球炎

C.浅表性胃炎

D.十二指肠溃疡

E.慢性萎缩性胃窦炎

119. 诊断慢性胃炎,首选下列哪项检查

A.胃液分析

B.临床表现

C.胃镜检查

D.X 线检查

E.酶学检查

(120~122 题共用题干)

患者,男,57 岁。3 月来腹胀、水肿,1 周来加重伴腹痛。20 年前曾发现 HBsAg(+)。查体:可见肝掌及蜘蛛痣。蛙状腹,肝未及,脾肋下 4cm,全腹压痛,无明显反跳痛,移动性浊音阳性。化验:血清蛋白

24g/L,血球蛋白 31g/L,血钾 3.8mmol/L,血钠 136mmol/L,血氯 98mmol/L。

120.该患者最可能的并发症是

A.电解质紊乱

B.肠梗阻

C.自发性腹膜炎

D.代谢性酸中毒

E.肝肾综合征

121.该患者最可能的基本诊断是

A.原发性肝癌

B.乙肝肝硬化

C.慢性乙型肝炎

D.原发性肾病综合征

E.结核性腹膜炎

122.该患者最必要的检查是

A.腹水常规 + 细菌培养

B.尿常规及尿钠检测

C.腹部 B 超

D.腹部 CT

E.胃镜检查

B1 型题(123~150 题)

答题说明

以下提供若干组考题,每组考题共用在考题前列出的 A、B、C、D、E 五个备选答案。请从中选择一个最佳答案。某个备选答案可能被选择一次、多次或不被选择。

A.初次感染某种病原体

B.在感染某种病原体基础上再次感染同一病原体

C.人体同时感染两种或两种以上的病原体

D.在感染某种病原体基础上又被其他病原体感染

E.原发感染后出现的病原体感染

123.上述各项,属重复感染的是

124.上述各项,属继发感染的是

A.稽留热

B.弛张热

C.间歇热

D.回归热

E.波状热

125.疟疾常出现的热型是

126.伤寒常出现的热型是

A.肺气肿

B.大量胸腔积液

C.气胸

D.支气管肺炎

E.肺不张

127.肺部叩诊呈过清音的是

128.胸部叩诊呈鼓音的是

A.匙状甲

B.指间关节呈梭形

C.肢端肥大

D.爪形手

E.杵状指

129.尺神经损伤常出现的体征是

130.垂体前叶肿瘤常出现的体征是

A.主动脉瓣区第二心音亢进

B.第一心音亢进

C.心尖区第一心音增强

D.肺动脉瓣区第二心音亢进

E.三尖瓣区收缩期杂音和剑突下搏动

131.慢性肺心病肺动脉高压的主要表现是

132.慢性肺心病右心室扩大的主要表现是

A.洋地黄

B.β 受体阻滞剂

C.血管紧张素转换酶抑制剂

D.血管紧张素 Ⅱ 受体阻滞剂

E.利尿剂

133.减少心力衰竭患者病情复发,降低猝死率的药物是

134.明显改善心力衰竭患者临床症状,减少住院率的药物是

A.肺大疱

B.肺脓肿

C.浸润型肺结核空洞形成

D.慢性纤维空洞型肺结核

E.周围型肺癌空洞形成

135.X线示右上肺有多发的厚壁空洞,周围有较广泛的纤维条索影。应首先考虑的是

136.X线示右下肺有大片的浓密阴影,其内见一个含有液平面的圆形空洞,洞内壁光整,洞壁较厚。应首先考虑的是

A.隐孢子虫感染

B.隐球菌感染

C.肺孢子菌感染

D.口腔毛状白斑

E.巨细胞病毒感染

137.AIDS消化系统常见的并发症是

138.AIDS呼吸系统常见的并发症是

A.高热、咳嗽、呼吸困难

B.高热、腹痛、脓血便

C.高热、抽搐、意识障碍

D.高热、头痛、皮下出血

E.高热、表情淡漠、相对缓脉

139.流脑的表现是

140.人感染高致病性禽流感的表现是

A.进食后1小时以内疼痛

B.进食后3~4小时疼痛

C.进餐前2小时疼痛

D.进餐后2小时疼痛

E.疼痛无固定时间

141.胃溃疡疼痛的特点是

142.十二指肠溃疡疼痛的特点是

A.琥珀酸亚铁

B.叶酸及维生素 B_{12}

C.促红细胞生成素

D.雄激素

E.泼尼松

143.治疗慢性肾衰竭贫血最有效的药物是

144.治疗慢性再生障碍性贫血最有效的药物是

A.120~150mL/kg

B.150~200mL/kg

C.50~120mL/kg

D.60~80mL/kg

E.200~250mL/kg

145.儿童中型霍乱患者24小时补液量为

146.儿童重型霍乱患者24小时补液量为

A.杜绝对患者的有意伤害

B.选择受益最大、损伤最小的治疗方案

C.患者及家属无法实行知情同意时,医生可以行使家长权

D.对患者一视同仁

E.合理筛选肾脏移植手术者

147.体现尊重原则的是

148.体现无伤原则的是

A.仁爱

B.严谨

C.诚实

D.公正

E.奉献

149.以人道主义精神关心爱护患者的医学道德品质是

150.对患者一视同仁,在医疗资源分配等问题上公平公正的医学道德品质是

A1 型题(1~28 题)

> **答题说明**
>
> 每一道试题下面有 A、B、C、D、E 五个备选答案。请从中选择一个最佳答案。

1. 被称为"阳脉之海"的是
   - A. 带脉
   - B. 督脉
   - C. 冲脉
   - D. 阳维脉
   - E. 阳跷脉

2. 肺痈成痈期的病机是
   - A. 风热外袭,卫表不和,邪热壅肺,肺失清肃
   - B. 邪毒渐去,肺体损伤,阴伤气耗
   - C. 热毒蕴肺,蒸液成痰,热壅血瘀,蕴酿成痈
   - D. 热壅血瘀,血败肉腐,痈肿内溃,脓液外泄
   - E. 邪热蕴肺,蒸液成痰,痰热壅滞,肺失清肃

3. 治疗湿热腰痛,应首选
   - A. 甘姜苓术汤
   - B. 四妙丸
   - C. 羌活胜湿汤
   - D. 薏苡仁汤
   - E. 乌头汤

4. 肺痨的四大主症是
   - A. 咳嗽、胸痛、发热、汗出
   - B. 咳嗽、咯血、潮热、盗汗
   - C. 咳嗽、消瘦、低热、自汗
   - D. 咳嗽、神疲、心悸、盗汗
   - E. 干咳、气促、潮热、胸痛

5. 治疗肺胀之阳虚水泛证,首选的方剂是
   - A. 苏子降气汤合三子养亲汤
   - B. 越婢加半夏汤
   - C. 桑白皮汤
   - D. 真武汤合五苓散
   - E. 平喘固本汤合补肺汤

6. 大肠的募穴是
   - A. 下脘
   - B. 中脘
   - C. 梁门
   - D. 水道
   - E. 天枢

7. 治疗心悸心血不足证,应首选
   - A. 天王补心丹
   - B. 安神定志丸
   - C. 桂枝甘草龙骨牡蛎汤
   - D. 归脾汤
   - E. 朱砂安神丸

8. 治疗胸痹心肾阴虚证,应首选
   - A. 天王补心丹合炙甘草汤
   - B. 六味地黄丸
   - C. 麦味地黄丸
   - D. 滋水清肝饮
   - E. 沙参麦冬汤

9. 既为脾经络穴,又属于八脉交会穴的是
   - A. 公孙
   - B. 丰隆
   - C. 后溪
   - D. 列缺
   - E. 阴陵泉

10. 下列各项,不符合心衰阳虚水泛证临床表现的是
    - A. 心悸
    - B. 神疲乏力
    - C. 畏寒肢冷
    - D. 舌淡胖有齿痕
    - E. 脉微欲绝

11. 下列哪项不是呕吐痰饮内阻证的特征
    - A. 呕吐清水痰涎
    - B. 脘闷不食
    - C. 头眩、心悸
    - D. 胸胁疼痛
    - E. 脉滑

12. 位于足背第 2、3 趾间,趾蹼缘后方赤白肉际处的腧穴是
    - A. 内庭
    - B. 行间
    - C. 侠溪
    - D. 太白
    - E. 然谷

13. 呃逆的病位在

A. 食管

B. 膈

C. 胃

D. 脾

E. 肝

14. 治疗噎膈瘀血内结证的主方是

A. 血府逐瘀汤

B. 丹参饮

C. 身痛逐瘀汤

D. 膈下逐瘀汤

E. 通幽汤

15. 可治疗热病、头痛、咽喉肿痛的腧穴是

A. 后溪

B. 少泽

C. 养老

D. 支正

E. 听宫

16. 泄泻的辨证要点中,首先要辨别的是

A. 辨泻下之物

B. 辨暴泻与久泻

C. 辨有无腹痛

D. 辨脏腑定位

E. 辨外感内伤

17. 下列各项,不属于水肿病理因素的是

A. 风邪

B. 水湿

C. 痰浊

D. 疮毒

E. 瘀血

18. 下列腧穴中,属于手少阳三焦经的是

A. 肩髎

B. 巨髎

C. 次髎

D. 颧髎

E. 瞳子髎

19. 治疗吐血肝火犯胃证,应首选的方剂是

A. 桑菊饮

B. 玉女煎

C. 清营汤

D. 龙胆泻肝汤

E. 泻心汤

20. 消渴的治疗原则是

A. 健脾补肾

B. 滋阴温阳

C. 滋阴清热,益气健脾

D. 清热润燥,养阴生津

E. 滋阴益气,活血化瘀

21. 针刺浅薄部位的腧穴,应用

A. 指切进针法

B. 夹持进针法

C. 提捏进针法

D. 舒张进针法

E. 套管进针法

22. 治疗内伤发热痰湿郁热证,首选的方剂是

A. 苓桂术甘汤

B. 龙胆泻肝汤

C. 丹栀逍遥散

D. 藿香正气散

E. 黄连温胆汤合中和汤

23. 下列各项中,不是虚劳病因的是

A. 禀赋薄弱

B. 情志失调

C. 烦劳过度

D. 饮食不节

E. 大病久病

24. 治疗热证、实证、瘀血证时宜选用的拔罐法是

A. 闪罐法

B. 留罐法

C. 走罐法

D. 留针拔罐法

E. 刺血拔罐法

25. 厥证与中风的主要鉴别点是

A. 患者的年龄

B. 发病时有无四肢厥冷

C. 神昏时间的长短

D. 醒后有无后遗症

E. 发病时有无牙关紧闭

26. 治疗颤证痰热风动证,应首选的方剂是

A. 大定风珠

B. 天麻钩藤饮合镇肝熄风汤

C. 导痰汤合羚角钩藤汤

D. 地黄饮子

E. 黄连温胆汤

27. **肾虚腰痛除主穴外,应加取**
    A. 命门、腰阳关
    B. 膈俞、次髎
    C. 太冲、肝俞
    D. 肾俞、太溪
    E. 关元、后溪

28. **针灸治疗遗尿,应选取的腧穴是**
    A. 关元、中极、膀胱俞、三阴交
    B. 关元、中极、足三里、气海
    C. 关元、期门、行间、阳陵泉
    D. 关元、后溪、百会、神门
    E. 关元、肾俞、命门、中髎

A2 型题(29~75 题)

答题说明

每一道试题是以一个小案例出现的,其下面都有 A、B、C、D、E 五个备选答案。请从中选择一个最佳答案。

29. 患者,女,27 岁。既往为冷哮患者,用小青龙汤治疗后,表解而哮喘渐平。现喘则面白汗出,四肢不温,疲惫无神,气短难续,舌质淡胖,脉沉弱。治疗应首选的方剂是
    A. 小青龙汤
    B. 射干麻黄汤
    C. 定喘汤
    D. 苏子降气汤
    E. 三子养亲汤

30. 患者,男,79 岁。反复咳喘 32 年余。现症见咳吐涎沫,质清稀,量多,不渴,短气不足以息,头眩,神疲乏力,食少,形寒,小便数,舌质淡,脉虚弱。治疗应首选的方剂是
    A. 麻黄升麻汤
    B. 甘草干姜汤
    C. 清燥救肺汤
    D. 七味都气丸
    E. 麦门冬汤

31. 患者,女,62 岁。因肺肾阴虚,虚火妄动,脉络受伤而致咯血。治疗应首选
    A. 孔最
    B. 梁丘
    C. 隐白
    D. 曲泽
    E. 定喘

32. 患者,女,40 岁。平素胆小易惊,2 天前因受惊吓而心悸不宁,坐卧不安,不寐多梦,恶闻声响,食少纳呆,苔薄白,脉弦细。治疗应首选的方剂是
    A. 安神定志丸

B. 归脾汤
C. 甘麦大枣汤
D. 黄连温胆汤
E. 酸枣仁汤

33. 患者,男,56 岁。眩晕,精神萎靡,少寐多梦,健忘,腰膝酸软,遗精耳鸣,五心烦热,舌质红,脉弦细数。治疗应首选的方剂是
    A. 天麻钩藤饮
    B. 归脾汤
    C. 左归丸
    D. 右归丸
    E. 八味肾气丸

34. 患者,女,32 岁。行经后小腹部绵绵作痛,喜按,月经色淡,量少。治疗应首选
    A. 三阴交、中极、次髎
    B. 足三里、太冲、中极
    C. 丰隆、天枢、气海
    D. 阴陵泉、中极、阳陵泉
    E. 三阴交、足三里、气海

35. 患者,女,35 岁。平素性情急躁,每因情志刺激诱发痫病发作,发则昏仆不省人事,伴有四肢抽动,口吐涎沫,口苦咽干,尿赤便干,舌暗红,苔黄腻,脉弦滑数。其辨证是
    A. 痰火内盛
    B. 心火扰动
    C. 肝火内郁
    D. 肝风内动
    E. 风痰扰动

36. 患者,女,53 岁。失眠已半年余。现症见不易入

睡,多梦易醒,心悸健忘,神疲食少,四肢倦怠,腹胀便溏,舌淡苔薄,脉细无力。其治法是

A. 补益心脾,养血安神

B. 补血养心,益气安神

C. 滋阴降火,交通心肾

D. 温补心阳,安神定悸

E. 通阳泄浊,豁痰清心

37. 患者,女,28 岁。产后 20 天,右侧乳房红肿,疼痛,排乳不畅,时有畏寒发热,恶心烦渴,舌苔薄黄,脉弦。治疗除取足三里、内关、肩井穴外,还应取

A. 合谷、太冲

B. 丰隆、太冲

C. 内庭、行间

D. 梁丘、期门

E. 曲池、大椎

38. 患者,男,52 岁。平素身体虚弱,今日突然昏仆,不省人事,目合口张,手撒肢冷,汗多,小便自遗,肢体软瘫,舌痿,脉细弱。治疗应首选的方剂是

A. 归脾汤

B. 参附汤合生脉散

C. 六味地黄丸

D. 肾气丸

E. 补阳还五汤

39. 患者,男,55 岁。反复呕吐 1 个月,呕吐清水痰涎,脘闷不食,头眩心悸,舌苔白腻,脉滑。治疗应首选的方剂是

A. 半夏白术天麻汤

B. 平胃散合甘姜苓术汤

C. 实脾饮

D. 小半夏汤合苓桂术甘汤

E. 藿香正气散

40. 患者,女,27 岁。怀孕 7 个月,检查发现胎位不正。纠正胎位应首选

A. 水沟

B. 申脉

C. 昆仑

D. 少泽

E. 至阴

41. 患者,女,37 岁。2 天前出现腹痛泄泻,经治无

效。现泄泻清稀,甚者如水样,腹痛肠鸣,脘闷纳少,苔薄白,脉濡数。应诊断为

A. 湿热泄泻

B. 寒湿泄泻

C. 食滞泄泻

D. 脾虚泄泻

E. 肾虚泄泻

42. 患者,男,35 岁。下痢 3 月余,痢下稀薄白冻,腹部隐痛,里急后重,食少神疲,四肢不温,舌淡苔薄白,脉沉细。治疗应首选的方剂是

A. 桃花汤

B. 驻车丸

C. 芍药汤

D. 胃苓汤

E. 白头翁汤

43. 患者,男,45 岁。腰部扭伤,痛在腰部正中,舌质淡红,脉弦。针灸治疗除阿是穴、腰痛点、委中外,宜选取

A. 太冲

B. 阳陵泉

C. 太溪

D. 手三里

E. 后溪

44. 患者,女,48 岁。两胁下积块 5 年,积块坚硬,隐痛,饮食大减,肌肉瘦削,神倦乏力,面色黧黑,舌质淡紫,脉细数。治疗应首选的方剂是

A. 木香顺气散

B. 膈下逐瘀汤合六君子汤

C. 柴胡疏肝散合失笑散

D. 逍遥散合鳖甲煎丸

E. 八珍汤合化积丸

45. 患者,女,45 岁。黄疸消退后,脘腹痞闷,肢倦乏力,胁肋隐痛不适,饮食欠香,大便不调,舌苔薄白,脉弦细。其辨证是

A. 湿热留恋证

B. 脾虚湿滞证

C. 寒湿阻遏证

D. 气滞血瘀证

E. 肝脾不调证

46. 患者,男,23 岁。1 周前外出淋雨受寒。3 天前出现腰痛,并放射至小腿后侧。其治疗的主穴是

A.腰夹脊、秩边、委中、承山、昆仑

B.腰夹脊、环跳、阳陵泉、悬钟、丘墟

C.腰夹脊、肾俞、大肠俞、环跳、秩边、委中、阳陵泉

D.阿是穴、肾俞、大肠俞、秩边、昆仑

E.大肠俞、阿是穴、委中

47.患者,女,56岁。面浮肢肿,腹部胀满,咳嗽喘息,咳痰清稀,心悸,怕冷,纳差,尿少,便溏,舌胖苔白滑,脉沉细。其治法是

A.温肾健脾,化饮利水

B.温肾补肺,化痰利水

C.温脾补肺,化瘀利水

D.温肺补肾,化瘀利水

E.补肺纳气,化瘀平喘

48.患者,女,35岁。小便涩滞,尿后余沥不尽,少腹胀满疼痛,常因情志不舒而加重,苔薄白,脉弦。其治法是

A.清热利湿

B.利气疏导

C.健脾益气

D.补虚益肾

E.分清泄浊

49.患者,男,34岁。肘关节肌肉酸痛重着不移2个月,伴有肿胀,肌肤麻木不仁,阴雨天加重,苔白腻,脉濡缓。针灸治疗除主穴外,还应加取

A.膈俞、血海

B.曲池、尺泽

C.曲池、大椎

D.肾俞、关元

E.足三里、阴陵泉

50.患者,女,38岁。咽中不适,如有物梗阻,咯之不出,咽之不下,胸中窒闷,舌苔白腻,脉弦滑。其辨证是

A.气滞痰郁

B.肝气郁结

C.气郁化火

D.痰浊上扰

E.忧郁伤神

51.患者,男,26岁。近期曾患感冒,已愈。昨日发现小便色红如洗肉水,尿检红细胞高倍镜下满视野,伴有腰痛,心烦口渴,口舌生疮,舌红,脉

数。治疗应首选的方剂是

A.小蓟饮子

B.知柏地黄丸

C.茜根散

D.无比山药丸

E.六味地黄丸合二至丸

52.患者,女,42岁。头晕目眩,昏眩欲仆,伴耳鸣,腰膝酸软,舌淡,脉沉细。除主穴外,还应选用

A.行间、侠溪、太溪

B.头维、丰隆、中脘

C.气海、脾俞、胃俞

D.太溪、悬钟、三阴交

E.血海、膈俞、内关

53.患者,男,32岁。皮肤出现青紫斑点5天,伴有鼻衄,口渴,便秘,舌质红,苔黄,脉弦数。治疗应首选的方剂是

A.泻白散

B.十灰散

C.茜根散

D.归脾汤

E.黄土汤

54.患者,男,40岁。2天来食入即吐,呕吐酸苦热臭,口渴,喜寒恶热,大便燥结,脉数苔黄。针灸取穴可选用中脘、足三里、内关、合谷、金津、玉液,其中用泻法的是

A.内关、中脘

B.内关、足三里

C.中脘、足三里

D.金津、玉液

E.内关、合谷

55.患者,女,68岁。3天前外感风寒后,自觉身体沉重而疼痛,甚则肢体浮肿,恶寒,无汗,伴咳喘,痰多白沫,胸闷,干呕,口不渴,苔白,脉弦紧。其诊断是

A.痰饮

B.支饮

C.溢饮

D.悬饮

E.伏饮

56.患者,女,45岁。平素体弱,食欲不振,倦怠乏力。2天前进食水果过量,致腹痛隐隐,下痢黏

滞白冻,喜暖畏寒,胸脘痞闷,口淡不渴,苔白腻,脉濡缓。针灸取穴宜选用

A. 合谷、天枢、上巨虚、曲池、内庭

B. 合谷、天枢、上巨虚、中脘、内庭

C. 合谷、天枢、上巨虚、中脘、气海

D. 合谷、天枢、上巨虚、脾俞、胃俞

E. 合谷、天枢、上巨虚、脾俞、肾俞

57. 患者,男,68 岁。头摇不止,肢麻震颤,头晕目眩,胸脘痞闷,口苦口黏,舌体胖大,有齿痕,舌质红,苔黄腻,脉弦滑数。其辨证是

A. 髓海不足证

B. 气血亏虚证

C. 痰热风动证

D. 阳气虚衰证

E. 风阳内动证

58. 患者,男,50 岁。胃脘部经常隐隐作痛,时泛吐清水,喜暖恶寒,按之痛减,纳差神疲,大便溏,舌苔白,脉弱。治疗除取章门、内关、足三里外,还应取

A. 脾俞、肝俞、下脘

B. 脾俞、胆俞、上脘

C. 脾俞、胃俞、中脘

D. 胃俞、肝俞、三阴交

E. 胃俞、胆俞、上巨虚

59. 患者,男,56 岁。腰酸乏力,喜按喜揉,劳则益甚,卧则痛减,反复发作,伴有口燥咽干,手足心热,舌红少苔,脉细数。其辨证是

A. 血瘀证

B. 湿热证

C. 寒湿证

D. 肾阴虚证

E. 肾阳虚证

60. 患者,女,22 岁。月经不调,常提前 7 天以上,甚至 10 余天一行。治疗应首选的腧穴是

A. 足三里、脾俞、太冲

B. 命门、三阴交、足三里

C. 关元、三阴交、血海

D. 气海、三阴交、归来

E. 关元、三阴交、肝俞

61. 患者,男,59 岁。食后脘腹胀满,朝食暮吐,暮食朝吐,吐出宿食不化,吐后即觉舒适,神疲乏力,

面色少华,舌淡苔薄,脉象细缓无力。治疗应首选

A. 理中汤

B. 大半夏汤

C. 小半夏汤

D. 苓桂术甘汤

E. 丁香透膈散

62. 患者,女,26 岁。产后乳少,乳房胀满疼痛,胸胁胀闷,舌红,苔薄黄,脉弦。除乳根、膻中、少泽外,还应加取

A. 太冲、内关

B. 外关、肝俞

C. 膈俞、期门

D. 中脘、天枢、期门

E. 足三里、脾俞、胃俞

63. 患者,男,45 岁。呃声洪亮,烦渴喜冷饮,便秘溲赤,舌苔黄,脉数。属于

A. 胃中寒冷

B. 胃火上逆

C. 气逆痰阻

D. 中气不足

E. 肝火犯胃

64. 患者,女,59 岁。两膝关节红肿热痛,尤以右膝为重,痛不可触,关节活动不利,并见身热,口渴,舌苔黄燥,脉滑数。治疗除选取犊鼻、梁丘、阳陵泉、膝阳关外,还应加取

A. 大椎、曲池

B. 肾俞、关元

C. 脾俞、气海

D. 脾俞、胃俞

E. 肾俞、合谷

65. 患者,女,59 岁。胃痛时作,喜温喜按,空腹痛甚,得食痛减,纳差,大便溏薄,舌淡苔白,脉虚弱。治疗应首选

A. 一贯煎

B. 左归丸

C. 化肝煎

D. 黄芪建中汤

E. 龙胆泻肝汤

66. 患者,男,20 岁。初起眼有异物感,视物不清,继而目赤肿痛,羞明,流泪,眵多,口苦咽干,苔黄,

脉弦数。治疗除主穴外,还应选取

A. 少商、外关

B. 侠溪、行间

C. 太冲、外关

D. 合谷、太冲

E. 太阳、行间

67. 患者,女,40 岁。昨日晚上贪凉饮冷,今日早上出现腹泻,泄泻清稀如水样,脘闷食少,腹痛肠鸣,头痛,肢体酸痛,舌苔白腻,脉濡缓。其诊断是

A. 腹痛,寒邪内阻证

B. 胃痛,脾胃虚寒证

C. 泄泻,寒湿内停证

D. 腹痛,中虚脏寒证

E. 泄泻,肾阳衰败证

68. 患者,女,26 岁。经前腹痛剧烈,拒按,经色紫黑,有血块,血块下后疼痛缓解。治疗应首选

A. 三阴交、足三里、气海

B. 三阴交、脾俞、胃俞

C. 三阴交、中极、次髎

D. 三阴交、肝俞、肾俞

E. 三阴交、太溪、悬钟

69. 患者,男,70 岁。家属代诉:患者今晨起床后半小时,突然昏仆,不省人事,目合口张,遗溺,手撒,四肢厥冷,脉细弱。治疗用隔盐灸,应首选

A. 肾俞、太溪

B. 关元、神阙

C. 脾俞、足三里

D. 肾俞、三阴交

E. 三焦俞、内关

70. 患者,男,56 岁。发热 1 天,微恶风寒,少汗,头昏,心烦,口干咽燥,干咳少痰,舌红少苔,脉细数。其证候诊断是

A. 常人感冒风寒束表证

B. 常人感冒暑湿伤表证

C. 常人感冒风热犯表证

D. 虚体感冒气虚感冒证

E. 虚体感冒阴虚感冒证

71. 患者,女,16 岁。症见身热恶寒,热轻寒重,无汗头痛,四肢不温,倦怠嗜卧,面色苍白,舌淡苔白,脉浮无力。治宜选用

A. 玉屏风散

B. 再造散

C. 葱白七味饮

D. 加味香苏散

E. 人参败毒散

72. 患者,女,43 岁。2 天前受凉后出现右侧面部肌肉板滞,额纹消失,眼裂变大,鼻唇沟变浅,口角歪向左侧,舌淡,苔薄白,脉浮紧。治疗除面部穴位、合谷外,还应取

A. 外关、关冲

B. 风府、风池

C. 太冲、曲池

D. 列缺、风池

E. 内庭、足三里

73. 患者,女,80 岁。咯吐涎沫,其质清稀量多,不渴,短气不足以息,头眩,神疲乏力,食少,形寒,小便数,或遗尿,舌质淡,脉虚弱。此病证的证机概要是

A. 肺气虚寒,气不化津,津反为涎

B. 肺阴亏耗,虚火内炽,灼津为痰

C. 肺肾两虚,气不摄纳,气虚血瘀

D. 阴损及阳,阳损及阴,终致阴阳两虚

E. 肺肾气虚,脾阳虚弱

74. 患者,男,40 岁。突然眼前发黑,昏倒不省人事,呼吸急促,牙关紧闭,舌淡,苔薄,脉沉弦。治疗应选用的腧穴是

A. 水沟、曲池、合谷、足三里

B. 水沟、素髎、内关、三阴交

C. 水沟、百会、内关、足三里

D. 素髎、厉兑、太冲、足三里

E. 素髎、厉兑、太冲、三阴交

75. 患者,男,50 岁。右上腹痛,阵发性加剧,并向右肩部放射,伴有恶心呕吐,黄疸,舌苔黄腻,脉滑数,除取穴除阳陵泉、胆囊、胆俞、日月外,还应加用

A. 中脘、天枢

B. 太冲、丘墟

C. 肩井、内关

D. 内庭、阴陵泉

E. 梁丘、太冲

A3 型题(76~120 题)

> **答题说明**
>
> 以下提供若干个案例,每个案例下设 3 道考题。请根据题干所提供的信息,在每一道考题下面的 A、B、C、D、E 五个备选答案中选择一个最佳答案。

(76~78 题共用题干)

患者,男,48 岁。症见恶寒重,发热轻,无汗,头痛,鼻塞声重,时流清涕,咳嗽吐白痰,口不渴,舌苔薄白,脉浮紧。

76. 其辨证是

  A. 暑温伤表

  B. 气虚感冒

  C. 风寒束表

  D. 风寒夹湿

  E. 表寒里热

77. 其治法是

  A. 辛凉解表

  B. 辛温解表

  C. 益气解表

  D. 清宣解表

  E. 祛湿解表

78. 治疗应首选的方剂是

  A. 参苏饮

  B. 桑菊饮

  C. 荆防败毒散

  D. 银翘散

  E. 荆防达表汤

(79~81 题共用题干)

患者,男,57 岁。素体肥胖,1 周来心悸善忘,胸闷烦躁,失眠多梦,口干苦,大便秘结,小便短赤,舌红,苔黄腻,脉弦滑。

79. 其辨证是

  A. 水饮凌心

  B. 痰火扰心

  C. 心阳虚衰

  D. 阴虚火旺

  E. 心神不宁

80. 其治法是

  A. 清热化痰,宁心安神

  B. 活血化瘀,理气通络

  C. 振奋心阳,化气行水

  D. 温补心阳,安神定悸

  E. 补血养心,益气安神

81. 治疗应首选的方剂是

  A. 酸枣仁汤

  B. 甘麦大枣汤

  C. 黄连温胆汤

  D. 朱砂安神丸

  E. 苓桂术甘汤

(82~84 题共用题干)

患者,男,60 岁。素体虚弱,小腹坠胀,时欲小便而不得出,神疲乏力,食欲不振,气短而语声低微,大便不坚,舌淡苔白,脉细弱。

82. 其辨证是

  A. 肾阳不足证

  B. 心脾两虚证

  C. 浊瘀阻塞证

  D. 脾虚气弱证

  E. 肾气亏虚证

83. 针灸治疗应选取的主穴是

  A. 关元、脾俞、肾俞、三焦俞、秩边

  B. 中极、膀胱俞、秩边、阴陵泉、三阴交

  C. 天枢、大肠俞、上巨虚、支沟

  D. 天枢、大肠俞、上巨虚、足三里

  E. 神阙、天枢、足三里、公孙

84. 针灸治疗应选取的配穴是

  A. 太溪、命门

  B. 气海、足三里

  C. 次髎、血海

  D. 心俞、脾俞

  E. 命门、阳陵泉

(85~87 题共用题干)

患者,女,45 岁。素体虚弱,常出现大便溏薄。近日加重,症见大便稀薄,每日 5~6 次,腹痛隐隐喜按,

进食减少,食则闷胀,自述进食油腻易致发作,面色萎黄,神疲乏力,舌淡,苔白,脉细弱。

85. 其辨证是

A. 寒湿内盛

B. 食滞胃肠

C. 脾胃虚寒

D. 脾胃虚弱

E. 肾阳虚衰

86. 其治法是

A. 散寒化湿

B. 消食导滞

C. 健脾益气,化湿止泻

D. 温肾健脾,固涩止泻

E. 抑肝扶脾

87. 治疗应首选的方剂是

A. 藿香正气散加减

B. 四神丸加减

C. 痛泻要方加减

D. 参苓白术散加减

E. 真人养脏汤加减

(88~90 题共用题干)

患者,女,51 岁。夜寐不安 2 个月,伴见心悸,健忘,舌淡,苔薄白,脉弱。

88. 其诊断是

A. 心悸

B. 癫证

C. 不寐

D. 眩晕

E. 郁证

89. 治疗应选取的经穴是

A. 手太阴、足少阴经穴

B. 足少阴、手少阴经穴

C. 督脉、手少阴经穴

D. 手少阴、手厥阴经穴

E. 足少阴、手厥阴经穴

90. 针灸治疗宜选的主穴是

A. 百会、安眠、神门、三阴交、照海、申脉

B. 丰隆、中脘、内关、头维、足三里

C. 胃俞、丰隆、太冲、期门、太溪、肾俞

D. 风池、肝俞、行间、侠溪、悬钟

E. 百会、胆俞、外关、侠溪、行间

(91~93 题共用题干)

患者,男,30 岁。患者因“全身浮肿,眼睑部尤甚 1 周”入院,症见眼睑浮肿明显,延及全身,小便不利,身发疮痍,恶风发热,舌质红,苔薄黄,脉浮数。

91. 其诊断是

A. 淋证

B. 癃闭

C. 水肿

D. 鼓胀

E. 消渴

92. 其辨证是

A. 风水泛滥

B. 湿毒浸淫

C. 水湿浸渍

D. 脾阳虚衰

E. 肾阳衰微

93. 治疗应首选的方剂是

A. 麻黄连翘赤小豆汤合五味消毒饮

B. 疏凿饮子

C. 实脾饮

D. 真武汤

E. 五皮饮

(94~96 题共用题干)

患者,男,46 岁。眩晕耳鸣 7 年,加重 3 个月。7 年来经常头晕,两目干涩,伴腰膝酸软,少寐多梦,颧红咽干,五心烦热,舌质红,少苔,脉细数。

94. 其诊断是

A. 中风肝肾阴虚证

B. 头痛肾阴亏虚证

C. 心悸阴虚火旺证

D. 眩晕肾精不足证

E. 不寐心肾不交证

95. 其治法是

A. 平肝潜阳,滋养肝肾

B. 滋养肝肾,益精填髓

C. 燥湿祛痰,健脾和胃

D. 补养气血,健运脾胃

E. 清肝泻火,清利湿热

96. 治疗应首选的方剂是

  A. 左归丸

  B. 右归丸

  C. 六味地黄丸

  D. 知柏地黄丸

  E. 一贯煎

(97~99 题共用题干)

患者,男,29 岁。面痛病史 2 年。面痛常突然发作,呈闪电样、刀割样、针刺样、电灼样疼痛,痛时面部肌肉抽搐,伴面部潮红、流泪、流涕等,常因说话、吞咽、刷牙、洗脸、冷刺激等诱发,持续数秒到数分钟,发作次数不定,间歇期无症状。

97. 该病的病因病机是

  A. 气血不足

  B. 肝肾亏损

  C. 经气痹阻

  D. 气机阻滞

  E. 肾阴不足

98. 针灸治疗应选取的主穴是

  A. 中脘、足三里、内关

  B. 天枢、脾俞、肾俞、三焦俞、秩边

  C. 天枢、上巨虚、阴陵泉、水分

  D. 天枢、上巨虚、合谷、三阴交

  E. 四白、下关、地仓、合谷、太冲、内庭

99. 若患者眼部疼痛,应加用的配穴是

  A. 巨髎、颧髎

  B. 攒竹、阳白

  C. 承浆、颊车

  D. 行间、足三里

  E. 曲池、内庭

(100~102 题共用题干)

患者,男,60 岁。小便浑浊如米泔水 1 周,偶有血块,尿道热涩疼痛,排尿困难有阻塞感,口干,舌红,苔黄腻,脉濡数。

100. 其诊断是

  A. 膏淋

  B. 气淋

  C. 石淋

  D. 热淋

  E. 血淋

101. 其治法是

  A. 清热利湿,排石通淋

  B. 清热利湿,分清泄浊

  C. 补脾益肾,利湿通淋

  D. 清热利湿,通利小便

  E. 理气疏导,通淋利尿

102. 治疗应首选的方剂是

  A. 无比山药丸

  B. 石韦散

  C. 八正散

  D. 程氏萆薢分清饮

  E. 沉香散

(103~105 题共用题干)

患者,男,24 岁。颈项强痛,活动受限,头向右侧倾斜,项背牵拉痛,颈项部压痛明显,兼见恶风畏寒,舌苔薄白,脉浮。

103. 针灸治疗应选取的主穴是

  A. 阿是穴、相应夹脊穴

  B. 肩髃、肩髎、肩贞、阿是穴、阳陵泉、条口透承山

  C. 颈夹脊、天柱、风池、曲池、悬钟、阿是穴

  D. 外劳宫、后溪、悬钟、公孙、合谷

  E. 外劳宫、天柱、阿是穴、后溪、悬钟

104. 治疗除主穴外,还应选用的腧穴是

  A. 内关、外关

  B. 肩井、后溪

  C. 风池、合谷

  D. 血海、阴陵泉

  E. 肾俞、关元

105. 治疗本病的经验穴是

  A. 曲池

  B. 悬钟

  C. 阳陵泉

  D. 外劳宫

  E. 合谷

(106~108 题共用题干)

患者,男,55 岁。患胆结石 3 年余,近日因过食油腻,突发右胁痛,恶心呕吐,口苦,小便黄赤,大便干,舌红,苔

黄腻,脉弦滑。B 超示胆囊炎伴胆结石。

106. 其诊断是

A. 胸痹

B. 真心痛

C. 胁痛

D. 郁证

E. 胸痛

107. 其辨证是

A. 肝郁气滞

B. 胃气上逆

C. 肝胆湿热

D. 脾胃不和

E. 肝胃不和

108. 治疗应首选的方剂是

A. 血府逐瘀汤

B. 龙胆泻肝汤

C. 柴胡疏肝散

D. 逍遥散

E. 舒肝健胃丸

(109~111 题共用题干)

患者,女,46 岁。眩晕,头重昏蒙,视物旋转,胸闷恶心,呕吐痰涎,食少多寐,舌苔白腻,脉濡滑。

109. 其辨证为

A. 瘀血阻窍证

B. 痰浊上蒙证

C. 肾精不足证

D. 气血亏虚证

E. 肝阳上亢证

110. 其治法为

A. 平肝潜阳,清火息风

B. 补益气血,调养心脾

C. 滋养肝肾,益精填髓

D. 化痰祛湿,健脾和胃

E. 祛瘀生新,活血通窍

111. 治疗时应首选

A. 通窍活血汤加减

B. 半夏白术天麻汤加减

C. 左归丸加减

D. 归脾汤加减

E. 天麻钩藤饮加减

(112~114 题共用题干)

患者,女,26 岁。每至经期出现腹痛,痛势绵绵,月经色淡,量少,伴面色苍白,倦怠无力,舌淡,脉细弱。

112. 其辨证是

A. 痰气郁结

B. 气血虚弱

C. 肾气亏损

D. 寒凝血瘀

E. 气滞血瘀

113. 针灸治疗应主选的经脉是

A. 任脉、足少阴经

B. 任脉、足厥阴经

C. 任脉、足太阴经

D. 带脉、冲脉、任脉

E. 任脉、足太阴经、足阳明经

114. 治疗除三阴交、关元、足三里外,还应选取

A. 太冲、血海

B. 关元、归来

C. 太冲、气海

D. 太溪、肾俞

E. 气海、脾俞

(115~117 题共用题干)

患者,男,72 岁。2 小时前,突然昏倒,不省人事,二便闭结,牙关紧闭,舌质红,苔黄,脉弦而有力

115. 其诊断为

A. 中风

B. 痿

C. 厥

D. 痫

E. 痉

116. 其辨证为

A. 脱证

B. 风阳上扰证

C. 风痰瘀阻证

D. 阴虚风动证

E. 阳闭证

117. 治疗应首选

A. 羚羊角汤合安宫牛黄丸

B. 天麻钩藤饮加减

C. 桃仁承气汤加减

D. 镇肝熄风汤加减

E. 羚角钩藤汤加减

(118~120题共用题干)

患者,男,22岁。头痛,以后头部为主,阵阵发作,痛如锥刺,时有胀痛,每当受风或劳累时疼痛加重,舌苔薄,脉弦。

118. 其辨证为

A. 太阳头痛

B. 阳明头痛

C. 少阳头痛

D. 少阴头痛

E. 厥阴头痛

119. 针灸治疗应选取的主穴是

A. 百会、头维、阿是穴、合谷

B. 风门、列缺、阿是穴、合谷

C. 百会、风池、阿是穴、列缺

D. 百会、风池、阿是穴、合谷

E. 曲池、大椎、阿是穴、合谷

120. 治疗除主穴外,还应选取的腧穴是

A. 太溪、太冲

B. 四神聪、太冲、内关

C. 率谷、外关、足临泣

D. 阳白、内庭

E. 后溪、天柱、昆仑

B1 型题(121~150题)

答题说明
以下提供若干组考题,每组考题共用在考题前列出的 A、B、C、D、E 五个备选答案。请从中选择一个最佳答案。某个备选答案可能被选择一次、多次或不被选择。

A. 调节全身阴经经气

B. 涵蓄十二经气血

C. 调节六阴经经气

D. 调节肢体运动

E. 约束纵行躯干的诸条经脉

121. 带脉的功能是

122. 冲脉的功能是

A. 胸部病、神志病

B. 目病、咽喉病、热病

C. 神志病、热病

D. 前阴病、妇科病

E. 神志病、脏腑病、妇科病

123. 手三阳经均主治的病证是

124. 足三阳经均主治的病证是

A. 肝

B. 心

C. 脾

D. 肺

E. 肾

125. 实喘病位主要在

126. 肺痈病位主要在

A. 心脉瘀滞

B. 寒凝心脉

C. 心气不足

D. 气阴两虚

E. 气滞心胸

127. 胸痛如绞,遇寒则发,畏寒肢冷,舌淡苔白,脉细。其病机是

128. 胸部隐痛,缠绵不休,动则多发,口干,舌淡红少苔,脉沉细数。其病机是

A. 2 寸

B. 3 寸

C. 5 寸

D. 7 寸

E. 9 寸

129. 偏历位于阳溪穴与曲池穴连线上,腕背远端横纹上

130. 手三里位于阳溪穴与曲池穴连线上,肘横纹下

A. 头昏胀痛

B. 头痛如裹

C. 昏蒙重痛

D. 刺痛,痛处固定

E. 头痛且空,腰膝酸软

131. 痰浊头痛的特点是

132. 瘀血头痛的特点是

A. 反胃

B. 梅核气

C. 噎膈

D. 噫气

E. 呃逆

133. 自觉咽中如物梗塞,吐之不出,吞之不下,但不妨碍进食的病证是

134. 饮食吞咽梗阻疼痛.甚则饮食不下,或食入即吐的病证是

A. 气海

B. 中极

C. 关元

D. 膻中

E. 膏肓

135. 善于治疗气虚证的腧穴是

136. 善于治疗阳虚证的腧穴是

A. 五皮饮合胃苓汤

B. 越婢加术汤

C. 五苓散

D. 实脾饮

E. 防己黄芪汤

137. 水湿浸渍型水肿,治疗首选

138. 脾阳虚衰型水肿,治疗首选

A. 胃失和降,逆气动膈

B. 胃气壅滞,气逆于中

C. 肝气犯胃,肝胃不和

D. 脾胃虚寒,胃中无火

E. 痰瘀互结,食道狭窄

139. 噎膈的病机是

140. 呃逆的病机是

A. 太冲、太溪

B. 太溪、悬钟

C. 中脘、丰隆

D. 血海、膈俞

E. 脾俞、足三里

141. 治疗痰浊头痛,除主穴外应配用

142. 治疗血虚头痛,除主穴外应配用

A. 祛风通络,散寒除湿

B. 温经散寒,祛风除湿

C. 除湿通络,祛风散寒

D. 清热通络,祛风除湿

E. 化痰祛瘀,搜风通络

143. 风湿热痹的主要治法是

144. 痛痹的主要治法是

A. 四妙丸

B. 二妙丸

C. 乌头汤

D. 独活寄生汤

E. 甘姜苓术汤

145. 治疗寒湿腰痛首选的方剂是

146. 治疗湿热腰痛首选的方剂是

A. 柴胡疏肝散

B. 丹栀逍遥散

C. 半夏厚朴汤

D. 甘麦大枣汤

E. 龙胆泻肝汤

147. 郁证心神失养证的治疗宜选用

148. 郁证痰气郁结证的治疗宜选用

A. 上膝股内前廉

B. 上膝股内后廉

C. 以上循髀阳,出膝外廉

D. 过髀枢,循髀外从后廉

E. 以下髀关,抵伏兔,下膝髌中

149. 肾经循行

150. 脾经循行

A1 型题(1~27 题)

答题说明

每一道试题下面有 A、B、C、D、E 五个备选答案。请从中选择一个最佳答案。

---

1. 乳痈初起,证属肝气不舒,胃热壅滞,内治应首选
   A. 逍遥散
   B. 透脓散
   C. 四妙汤
   D. 瓜蒌牛蒡汤
   E. 牛蒡解肌汤

2. 下列各项,不属于瘿痈特征的是
   A. 结喉两侧结块
   B. 皮色不变
   C. 微有灼热
   D. 疼痛牵引至耳后枕部
   E. 容易化脓

3. 妇女终生不潮而能受孕者,称为
   A. 激经
   B. 暗经
   C. 季经
   D. 避年
   E. 居经

4. 小儿脏腑娇嫩,尤其突出的是
   A. 肝、脾、肾
   B. 肺、脾、肾
   C. 心、肺、肾
   D. 心、肝、肾
   E. 肺、肝、肾

5. 治疗新生儿硬肿病寒凝血瘀证,应首选的方剂是
   A. 血府逐瘀汤
   B. 附子理中汤
   C. 当归四逆汤
   D. 参附汤
   E. 四物汤

6. 治疗小面积毛细血管瘤轻症,可用
   A. 疯油膏
   B. 冲和膏
   C. 五妙水仙膏
   D. 清凉膏合藤黄膏
   E. 云南白药

7. 顺经汤治疗经行吐衄的适应证是

   A. 肝肾阴虚证
   B. 阴虚火旺证
   C. 肝经郁火证
   D. 脾气虚弱证
   E. 肺肾阴虚证

8. 胎漏、胎动不安的主要发病机理是
   A. 肾虚不固,胎元受损
   B. 气血虚弱,难以养胎
   C. 冲任损伤,胎元不固
   D. 瘀血阻滞,胎元不固
   E. 血热内扰,胎元不固

9. 治疗妊娠肿胀气滞证,应首选的方剂是
   A. 真武汤
   B. 天仙藤散
   C. 五皮散
   D. 防己黄芪汤
   E. 左归饮

10. 治疗乳蛾肺胃阴虚证,应首选的方剂是
    A. 银翘马勃散
    B. 牛蒡甘桔汤
    C. 养阴清肺汤
    D. 普济消毒饮
    E. 荆防败毒散

11. 好发于儿童的癣是
    A. 白癣、手癣
    B. 黄癣、白癣
    C. 体癣、花斑癣
    D. 足癣、花斑癣
    E. 黄癣、体癣

12. 治疗产后小便淋痛湿热蕴结证,应首选的方剂是
    A. 加味五淋散
    B. 加味四物汤
    C. 小蓟饮子
    D. 龙胆泻肝汤
    E. 沉香散

13. 下列各项,不属于产后发热病因的是
    A. 感染邪毒

B. 外感

C. 血瘀

D. 血虚

E. 阳盛血热

14. 治疗哮喘肺肾阴虚证,应首选的方剂是

A. 六味地黄丸

B. 杞菊地黄丸

C. 麦味地黄丸

D. 知柏地黄丸

E. 附桂地黄丸

15. 脾肾阳虚泻的治法是

A. 健脾温阳,助运止泻

B. 健脾益气,酸甘敛阴

C. 补肾滋阴,平肝降火

D. 温补脾肾,固涩止泻

E. 挽阴回阳,救逆固脱

16. 下列各项,不属于前列腺增生症常见临床症状的是

A. 夜尿次数增多、排尿困难

B. 慢性尿潴留

C. 无痛性血尿

D. 尿频、尿急、尿痛

E. 假性尿失禁

17. 临床治疗子痰初起,常选用的方剂是

A. 透脓散加减

B. 橘核丸加减

C. 阳和汤加减

D. 黄连解毒汤加减

E. 滋阴除湿汤加减

18. 按中国九分法计算烧伤面积,双上肢占

A. 9%

B. 18%

C. 27%

D. 36%

E. 45%

19. 产后血晕的常见病机是

A. 阴血大伤,虚阳外越

B. 气滞血瘀,上扰神明

C. 血虚气脱,瘀阻气闭

D. 气血两虚,心神失养

E. 瘀阻气闭,心脾两虚

20. 治疗抽动障碍脾虚痰聚证,应首选的方剂是

A. 暖肝理脾汤

B. 十味温胆汤

C. 大定风珠

D. 固真汤

E. 六君子汤

21. 下列关于严重冻疮的复温措施,叙述错误的是

A. 口服姜汤

B. 少量饮酒

C. 输入加温葡萄糖液

D. 冷水浴

E. 将冻肢置于救护者怀中

22. 下列各项,不属于人工流产并发症的是

A. 人工流产综合征

B. 子宫穿孔

C. 人工流产后宫缩不良

D. 人工流产不全

E. 人工流产术后感染

23. 按公式计算,6 岁小儿的正常体重是

A. 15kg

B. 16kg

C. 18kg

D. 20kg

E. 22kg

24. 治疗水痘邪炽气营证,应首选的方剂是

A. 柴葛解肌汤

B. 宣毒发表汤

C. 清胃解毒汤

D. 清瘟败毒饮

E. 五味消毒饮

25. 治疗痄腮热毒壅盛证,宜选用的方剂是

A. 柴胡葛根汤

B. 普济消毒饮

C. 清瘟败毒饮

D. 仙方活命饮

E. 犀角地黄汤

26. 走黄与内陷病机的主要区别是

A. 正气盛衰

B. 邪毒盛衰

C. 毒入血分或气分

D. 内攻脏腑

E. 邪气外感或内生

27. 治疗经断复来湿热下注证,应首选
   A. 安老汤
   B. 知柏地黄丸
   C. 易黄汤
   D. 草薢渗湿汤
   E. 龙胆泻肝丸

A2 型题(28~75 题)

答题说明

每一道试题是以一个小案例出现的,其下面都有 A、B、C、D、E 五个备选答案。请从中选择一个最佳答案。

28. 患者,男,38 岁。左侧颧面部疔疮,根深坚硬,形如钉状,红肿灼痛,伴发热、恶寒、头痛等全身症状,舌红苔腻,脉滑数。其治法是
   A. 清热消肿
   B. 和营消肿
   C. 清热凉血
   D. 清热解毒
   E. 和营托毒

29. 患者,男,37 岁。右侧大腿突然拘挛不适,跛行,伴恶寒发热,纳呆倦怠,患侧大腿略内收,不能伸直,妨碍行走。其诊断是
   A. 环跳疽
   B. 流痰
   C. 流注
   D. 历节风
   E. 附骨疽

30. 患者,女,23 岁。月经先后无定期,量少,色淡暗,质清稀,腰骶酸痛,头晕耳鸣,舌淡,苔白,脉细弱。其治法是
   A. 益气调经
   B. 养血调经
   C. 补肾调经
   D. 健脾调经
   E. 疏肝调经

31. 患儿,女,出生 3 天。症见体短形瘦,头大囟张,头发稀黄,耳壳软,哭声低微,肌肤不温,指甲软短,骨弱肢柔,指纹淡。治疗应首选的方剂是
   A. 补肾地黄丸
   B. 六味地黄丸
   C. 大补阴丸
   D. 保元汤
   E. 右归丸

32. 患儿,男,3 岁。咳嗽频作、声重、咽痒,痰白清稀,鼻塞流涕,恶寒无汗,发热头痛,全身酸痛,舌苔薄白,脉浮紧。其治法是
   A. 燥湿化痰,宣肺止咳
   B. 滋阴润燥,养阴清肺
   C. 疏风散寒,宣肺止咳
   D. 疏风解热,宣肺止咳
   E. 疏风清肺,润燥止咳

33. 患者,女,60 岁。左侧小腿焮红灼热疼痛伴高热 3 天。症见小腿皮肤鲜红一片,稍高出皮面,色如丹涂,扪之灼热,压痛明显,边界清楚,按压时红色稍退,放手后立即恢复,体温 39℃,伴胃纳不佳,大便 2 日未行,舌红,苔黄腻,脉滑数。其治法是
   A. 利湿,清热,祛风
   B. 利湿,清热,活血
   C. 利湿,清热,化痰
   D. 利湿,清热,解毒
   E. 利湿,清热,凉血

34. 患者,女,34 岁。经期小腹隐痛,喜温喜按,阴部空坠不适,经血量少,色淡质清,面色少华,神疲乏力,舌质淡,苔薄,脉细无力。治疗应首选的方剂是
   A. 四物汤
   B. 圣愈汤
   C. 归脾汤
   D. 举元煎
   E. 补中益气汤

35. 患者,女,33 岁,已婚。经血非时而下,淋漓不净,色紫暗,有块,小腹胀痛,舌紫苔薄白,脉涩。治疗应首选的方剂是
   A. 圣愈汤

B. 四物汤合失笑散

C. 血府逐瘀汤

D. 少腹逐瘀汤

E. 膈下逐瘀汤

36. 患者,女,29 岁。带下过少,甚至全无,阴部干涩灼痛,阴部萎缩,性交疼痛,甚则性交干涩困难,头晕耳鸣,膝腰酸软,烘热汗出,烦热胸闷,夜寐不安,小便黄,大便干结,舌红,少苔,脉细数。其治法是

A. 滋补肝肾,养精益血

B. 补血益精,活血化瘀

C. 补益肾气,固冲调经

D. 滋肾益阴,清热利湿

E. 益气养血,止带调冲

37. 患儿,男,5 岁。发热、咳嗽 3 天。症见发热烦躁,咳嗽喘促,气急鼻扇,咳痰黄稠,喉间痰鸣,咽红肿,面色红赤,口渴欲饮,大便干结,小便短黄,舌质红,苔黄,脉滑数。治疗应首选的方剂是

A. 华盖散

B. 麻杏甘石汤

C. 人参五味子汤

D. 黄连解毒汤合麻杏甘石汤

E. 麻杏甘石汤合葶苈大枣泻肺汤

38. 患者,女,32 岁。左侧面颊不反复起疱疹 3 年,每于感冒发热、食辣上火时发作。2 天前疱疹又起,局部有烧灼、痒痛感,伴口干、咽痛、便秘。查体:左侧面颊部一片水肿性红斑,上有群集性小水疱,舌质红苔黄,脉滑数。其病证是

A. 热疮阴虚内热证

B. 热疮肺胃热盛证

C. 黄水疮暑湿热蕴证

D. 湿疮湿热浸淫证

E. 面游风肺胃热盛证

39. 患者,女,32 岁。入冬后全身皮疹逐渐增多,呈点滴状,颜色鲜红,层层鳞屑,刮去鳞屑有点状出血,发展迅速,瘙痒剧烈,伴口干舌燥、咽喉疼痛,大便干燥,小便短赤,舌质红,苔薄黄,脉弦滑。其辨证是

A. 湿毒蕴阻

B. 气血瘀滞

C. 血虚风燥

D. 火毒炽盛

E. 血热内蕴

40. 患者,女,28 岁,已婚。停经 43 天,阴道少量出血 10 天,下腹疼痛 2 天,双合诊可触及一侧附件有软性包块,有压痛,尿妊娠试验阳性,脉弦滑。其治法是

A. 活血祛瘀消癥

B. 立即手术治疗

C. 活血化瘀,消癥杀胚

D. 活血祛瘀,佐以益气

E. 益气固脱,活血祛瘀

41. 患者,女,29 岁,已婚。妊娠 5 个月,突感尿频、尿急、尿痛,排尿不畅,小腹坠胀,舌红苔黄腻,脉弦滑数。其辨证是

A. 阴虚津亏

B. 心火偏亢

C. 肾虚

D. 湿热下注

E. 阴虚内热

42. 患儿,男,1 岁半。发热、腹泻半天入院。症见泻下稀薄,水分较多,粪色深黄而臭,微见黏液,腹部时觉疼痛,食欲不振,伴泛恶,口渴,小便短黄,肛门灼热发红,舌苔黄腻。其治法是

A. 消食化积

B. 疏风散寒

C. 清热利湿

D. 健脾益气

E. 补脾温肾

43. 患者,女,38 岁。因双乳胀痛伴肿块数年而就诊。查体:双乳可扪及多个大小不等的结节,质韧,腋窝淋巴结无明显肿大,挤压乳头有少量淡黄色液体溢出。细胞学检查无异常。最可能的诊断是

A. 乳岩

B. 乳核

C. 乳漏

D. 乳痰

E. 乳癖

44. 患者,女,30 岁,已婚。产后恶露不尽,量时多时少,色暗有块,小腹疼痛拒按,舌紫暗,脉沉涩。治疗应首选的方剂是

A. 少腹逐瘀汤

B. 生化汤

C. 膈下逐瘀汤

D. 失笑散

E. 逍遥散

45. 患儿，女，10个月。10天前听到爆竹声响，夜间突然啼哭，紧偎母怀，面色乍青乍白，哭声时高时低，时急时缓，舌苔薄白，指纹色紫。治疗应首选的方剂是

A. 乌药散

B. 远志丸

C. 朱砂安神丸

D. 导赤散

E. 清营汤

46. 患儿，男，6岁。痫病患儿，发作时突然仆倒，神志不清，全身强直，继而四肢抽搐，两目上视，牙关紧闭，口吐白沫，口唇及面部色青，舌苔白，脉弦滑。治疗应首选的方剂是

A. 定痫丸

B. 远志丸

C. 定魄丸

D. 镇惊丸

E. 涤痰汤

47. 患儿，男，4岁。身高78cm，体重14kg，能说2字以下词语，智力较同龄儿低，时常口角流涎，频频弄舌，发稀萎黄，四肢痿软，肌肉松弛，疲乏无力，食欲不振，大便秘结，舌淡胖，苔薄少，脉细缓无力。治疗应首选的方剂是

A. 加味六味地黄丸

B. 调元散

C. 虎潜丸

D. 调元散合二陈汤

E. 通窍活血汤合二陈汤

48. 患者，女，30岁。左手背不慎被热汤灼伤，皮肤色红肿胀，疼痛剧烈，间有大小不等的水疱，基底部潮红。其烧伤深度为

A. Ⅰ度

B. 浅Ⅱ度

C. 深Ⅱ度

D. 浅Ⅲ度

E. 深Ⅲ度

49. 患者，女，24岁，已婚。分娩后小腹疼痛，拒按，得热痛减，恶露量少，涩滞不畅，色紫暗有块，块下痛减，面色青白，四肢不温，舌质紫暗，脉沉紧。其治法是

A. 温经散寒，化瘀止痛

B. 理气行滞，活血化瘀

C. 活血化瘀，温经止痛

D. 养血活血，缓急止痛

E. 温经散寒，理气行滞

50. 患者，女，51岁，已婚。阴部干涩，灼热瘙痒，带下量少色黄，五心烦热，烘热汗出，口干不欲饮，舌红少苔，脉细数无力。其治法是

A. 清热利湿，杀虫止痒

B. 清肝利湿，杀虫止痒

C. 滋肾降火，调补肝肾

D. 滋肾养阴，除湿止带

E. 养阴清热，燥湿止痒

51. 患儿，女，6岁。症见轻微发热恶寒，左侧耳下腮部漫肿疼痛，咀嚼不便，咽红，舌质红，苔薄白，脉浮数。治疗应首选的方剂是

A. 普济消毒饮

B. 五味消毒饮

C. 荆防败毒散

D. 柴胡葛根汤

E. 桑菊饮

52. 患儿，男，6岁。大便秘结，脘腹胀满，不思饮食，口臭，手足心热，小便黄少，舌质红，苔黄厚，脉沉有力，指纹紫滞。治疗应首选

A. 麻子仁丸加减

B. 枳实导滞丸加减

C. 六磨汤加减

D. 润肠丸加减

E. 黄芪汤加减

53. 患者，男，40岁。小便频急，茎中热痛，刺痒不适，尿色黄浊，尿末或大便时有白浊滴出，会阴、腰骶、睾丸部有明显的胀痛不适，舌红苔黄根腻，脉弦滑。诊断为慢性前列腺炎，其辨证是

A. 肾阳不足

B. 肝肾不足

C. 阴虚火动

D. 湿热壅阻

E.气滞血瘀

54.患者,男,24岁。转移性右下腹痛6小时,临床诊为肠痈。现除轻度腹痛外,尚有轻度发热,恶心纳呆,小便微黄,大便干结,舌苔厚腻,脉弦滑。其治法是

　　A.理气行瘀,疏化导滞

　　B.行气活血,通腑泻热

　　C.理气透脓,通腑泻热

　　D.行气祛瘀,通腑排脓

　　E.理气活血,通腑透脓

55.患者,女,24岁。患腿痛1周,溃腐3天,脓腐稠厚且多,不易脱落。外用掺药应首选

　　A.青黛散

　　B.八宝丹

　　C.红灵丹

　　D.八二丹

　　E.三石散

56.患者,女,36岁。月经周期延后,经量减少渐至月经停闭,五心烦热,颧红唇干,骨蒸劳热,咳嗽咯血,舌红,少苔,脉细数。其治法是

　　A.养血活血通经

　　B.补肾益气调经

　　C.燥湿化痰健脾

　　D.益气养血调经

　　E.养阴清热调经

57.患儿,男,3岁。高热不退,面色青灰,烦躁不安,咳嗽气促,鼻翼扇动,喉间痰鸣,唇周发绀,皮疹稠密,疹色紫暗,大便秘结,小便短赤,舌红苔黄,脉数有力。治疗应首选

　　A.定喘汤

　　B.二陈汤

　　C.大青龙汤

　　D.麻杏甘石汤

　　E.葶苈大枣泻肺汤

58.患者,男,39岁。尿道中有白色分泌物滴出3年,伴腰膝酸软,头晕眼花,失眠多梦,遗精,舌红少苔,脉细数。治疗应首选

　　A.右归丸

　　B.左归丸

　　C.大分消饮

　　D.龙胆泻肝丸

E.知柏地黄丸

59.患者,女,32岁。左臀部出现硬结,红热不显,有触痛,步行不便,有患部肌肉注射史。应首先考虑的是

　　A.无头疽

　　B.臀痈

　　C.有头疽

　　D.痈

　　E.肉瘤

60.患者,女,29岁。经前小腹灼热胀痛不适,时痛连腰骶,经期9~10天,量偏多,血色暗红,质稠黏。平素带下量多,色黄稠有臭气,小便黄热,舌质红,苔黄腻,脉滑数。治疗应首选

　　A.龙胆泻肝汤

　　B.解毒活血汤

　　C.清热调血汤

　　D.知柏地黄丸

　　E.萆薢渗湿汤

61.患儿,男,7岁。反复脐周疼痛半年,加重一天,纳差,食入即吐,大便2日未行,腹胀满,扪之有团块,舌苔黄腻。治疗应首选

　　A.大承气汤

　　B.小承气汤

　　C.增液承气汤

　　D.驱蛔承气汤

　　E.调胃承气汤

62.患儿,男,1岁半。头颅方大,肋软骨沟,肋串珠,鸡胸,现8颗牙,行走迟缓,并有面白虚烦,多汗肢软,舌淡苔少,脉细无力。治疗应首选

　　A.人参五味子汤

　　B.益脾镇惊散

　　C.补肾地黄丸

　　D.健脾益气汤

　　E.健脾丸

63.患者,男,35岁。患脱疽2年,目前左小腿足趾紫红,下垂时更甚,抬高则见苍白,足背皲毛脱落,皮肤、肌肉萎缩,趾甲变厚,趺阳脉搏动消失,患肢持久性静止痛,尤以夜间较甚,舌紫暗苔薄白,脉沉细。治疗应首选

　　A.阳和汤

　　B.顾步汤

C. 四妙勇安汤

D. 桃红四物汤

E. 独活寄生汤

64. 患者,女,30 岁。经前乳房胀痛,痛不可触衣,经行不畅,血色暗红,小腹胀痛,胸闷胁胀,精神抑郁,时叹息,苔薄白,脉弦。治疗应首选

A. 一贯煎

B. 逍遥散

C. 丹栀逍遥散

D. 柴胡疏肝散

E. 四逆散

65. 患者,女,33 岁。带下量多,绵绵不断,质清稀如水,腰酸如折,畏寒肢冷,小腹冷感,面色晦暗,小便清长,大便溏薄,舌质淡,苔白润,脉沉迟。治疗应首选

A. 五味消毒饮

B. 内补丸

C. 知柏地黄汤

D. 止带方

E. 龙胆泻肝汤

66. 患儿,女,8 岁。手臂部有 10 余枚半球形丘疹,豌豆大,中央有脐凹,表面有蜡样光泽,挑破顶端可挤压出白色乳酪样物质。其诊断是

A. 寻常疣

B. 脂瘤

C. 传染性软疣

D. 扁平疣

E. 丝状疣

67. 患者,男,30 岁。大量饮酒后肛门周围突然肿痛,逐渐加剧,肛周压痛红肿,伴恶寒发热,口干尿黄,舌红,苔黄腻,脉数。方用

A. 透脓散

B. 青蒿鳖甲汤合三妙丸

C. 龙胆泻肝汤

D. 仙方活命饮或黄连解毒汤

E. 萆薢渗湿汤合黄连解毒汤

68. 患者,女,30 岁。月经先后无定期,量少,色淡暗,质清,腰骶酸痛,头晕耳鸣,舌淡,苔白,脉细弱。治疗应首选

A. 肾气丸

B. 六味地黄丸

C. 大补元煎

D. 固阴煎

E. 归肾丸

69. 患者,女,28 岁。孕 6 月,尿频尿急尿痛,尿意不尽,欲解不能,小腹坠胀,胸闷纳少,带下量多黄稠,舌红,苔黄腻,脉弦滑数。其治法是

A. 滋阴清热,润燥通淋

B. 清热泻火,利湿通淋

C. 清热利湿,润燥通淋

D. 清热利湿,泻火通淋

E. 清心泻火,润燥通淋

70. 患儿,女,6 岁。2 个月来胃纳不振,精神疲倦,伴有低热,遍身汗出,微恶风寒。治疗应首选

A. 玉屏风散

B. 牡蛎散

C. 生脉散

D. 黄芪桂枝五物汤

E. 当归六黄汤

71. 患儿,女,2 岁。出麻疹 2 天,皮疹密集成片,遍及全身,色紫红,壮热不退,烦躁不安,神昏谵语,抽搐。治疗应首选

A. 大定风珠

B. 羚角钩藤汤

C. 止痉散

D. 黄连阿胶汤

E. 清营汤

72. 患者,男,38 岁。两手出现皮下小水疱,疱壁破裂,叠起白皮,中心已愈,四周续起疱疹。诊断为鹅掌风。外治应首选

A. 雄黄膏

B. 皮脂膏

C. 疯油膏

D. 青黛膏

E. 复方土槿皮酊

73. 患者,女,38 岁。近几年形体渐胖,胸闷呕恶,倦怠乏力,月经停闭半年,平时带下量多色白,舌淡胖苔白腻,脉沉滑。尿妊娠试验阴性。治疗应首选

A. 血府逐瘀汤

B. 苍附导痰丸

C. 参苓白术散

D. 开郁二陈汤

E. 香砂六君子汤

74. 患儿,男,出生7天。足月顺产。啼哭无力,多卧少动,肌肉瘠薄,四肢不温,吮乳乏力,呛乳溢乳,腹胀腹泻,指纹淡。治疗应首选

A. 保元汤

B. 生脉饮

C. 六味地黄汤

D. 补肾地黄汤

E. 金匮肾气丸

75. 患儿,男,3岁。发热骤起,头痛畏寒,肌肤无汗,咽喉红肿疼痛,影响吞咽,皮肤潮红,痧疹隐隐,舌质偏红,舌苔薄黄,脉浮有力。治疗应首选

A. 解肌透痧汤

B. 凉营清气汤

C. 沙参麦冬汤

D. 犀角地黄汤

E. 羚角钩藤汤

A3 型题(76~120 题)

答题说明

以下提供若干个案例,每个案例下设 3 道考题。请根据题干所提供的信息,在每一道考题下面的 A、B、C、D、E 五个备选答案中选择一个最佳答案。

(76~78 题共用题干)

患者,男,59 岁。患有臁疮日久,现症见疮面苍白,肉芽色淡,周围皮肤色暗、板硬;肢体沉重,倦怠乏力,舌淡紫,苔白,脉细涩无力。

76. 其辨证是

A. 湿热下注

B. 气虚血瘀

C. 寒湿凝筋

D. 劳倦伤气

E. 湿热毒盛

77. 其治法是

A. 清热解毒,养阴活血

B. 清热利湿,活血通络

C. 益气活血,祛瘀生新

D. 清热利湿,和营解毒

E. 活血化瘀,和营消肿

78. 其治疗首选

A. 二妙丸合五神汤

B. 补阳还五汤合四妙汤

C. 阳和汤

D. 桃红四物汤

E. 四妙勇安汤

(79~81 题共用题干)

患者,女,30 岁,已婚。经行量多,色淡红,质清稀,伴有神疲肢倦,气短懒言,小腹空坠,面色㿠白,舌淡,苔薄,脉细弱。

79. 其证候是

A. 血虚

B. 气虚

C. 血瘀

D. 血热

E. 阴虚

80. 其治法是

A. 补气摄血固冲

B. 健脾益气,固冲摄血

C. 补肾益气,固冲止血

D. 补气摄血,固冲止崩

E. 益气养血固冲

81. 治疗应首选

A. 举元煎

B. 保阴煎

C. 保阴煎加地榆、茜草

D. 失笑散加益母草、三七、茜草

E. 胎元饮

(82~84 题共用题干)

患儿,男,1 岁 6 个月。体重 9kg,纳呆,面色少华,性急易怒,大便干稀不调,舌质淡,苔薄微腻,指纹淡。

82. 其诊断是

A. 厌食

B. 疳气

C. 疳积

D. 干疳

E. 积滞

83. 其治法是

A. 运脾开胃

B. 调脾健运

C. 消积理脾

D. 补益气血

E. 和中导滞

84. 治疗应首选

A. 异功散

B. 肥儿丸

C. 八珍汤

D. 资生健脾丸

E. 保和丸

(85~87 题共用题干)

患者,男,52 岁。腰痛,尿流突然中断,尿频,尿急,尿痛,小便混赤,口干欲饮,舌红,苔黄腻,脉弦数。

85. 其诊断为

A. 精浊

B. 精癃

C. 子痰

D. 尿石症

E. 子痈

86. 其治法为

A. 清热利湿,通淋排石

B. 理气活血,通淋排石

C. 补肾益气,通淋排石

D. 补脾益气,温肾利尿

E. 滋补肾阴,通窍利尿

87. 治疗应首选

A. 三金排石汤加减

B. 金铃子散加减

C. 石韦散加减

D. 济生肾气丸加减

E. 六味地黄丸

(88~90 题共用题干)

患者,男,50 岁。右小腿突然红肿热痛 1 天,伴有高热,体温 40℃。症见右小腿前外侧大片红肿,色鲜,

边界清楚,扪之灼手,压痛明显,压之褪色,舌红,苔黄腻,脉滑数。

88. 其诊断是

A. 发颐

B. 丹毒

C. 流注

D. 股肿

E. 痛风

89. 内治应首选的方剂是

A. 黄连解毒汤

B. 普济消毒饮

C. 龙胆泻肝汤

D. 银翘散

E. 萆薢渗湿汤

90. 外治可选用

A. 中药熏洗

B. 红油膏外敷

C. 冲和膏外敷

D. 千捶膏外敷

E. 砭镰法

(91~93 题共用题干)

患者,女,29 岁,已婚。妊娠 5 个月,肢体肿胀,始于两足,渐延于腿,皮色不变,随按随起,胸闷胁胀,头晕胀痛,舌苔薄腻,脉弦滑。

91. 其诊断是

A. 子满

B. 子晕

C. 子肿

D. 子痫

E. 胎漏

92. 其辨证是

A. 气滞证

B. 肾虚证

C. 脾虚证

D. 湿热下注证

E. 阴虚津亏证

93. 治疗应首选

A. 加味五苓散

B. 知柏地黄丸

C. 白术散

D. 真武汤

E. 正气天香散

(94~96题共用题干)

患者,女,20岁。恣食生冷,月经延后10余天,已连续3个周期,量少,色黯有块,小腹冷痛拒按,温热痛减,畏寒肢冷,面色青白,舌质淡暗,苔白,脉沉紧。

94. 其诊断是

A. 月经后期虚寒证

B. 月经后期气虚证

C. 月经后期肝郁证

D. 月经后期肾虚证

E. 月经后期实寒证

95. 其治法是

A. 疏肝养血调经

B. 扶阳祛寒调经

C. 温经散寒调经

D. 补肾益气调经

E. 益气养血调经

96. 治疗应首选的方剂是

A. 逍遥散

B. 温经汤(《妇人良方大全》)

C. 大补元煎

D. 当归地黄饮

E. 艾附暖宫丸

(97~99题共用题干)

患儿,男,10岁。平素嗜食肥甘厚味,多动多语,烦躁不宁,冲动任性,难以制约,注意力不集中,懊恼不眠,纳少口苦,便秘尿赤,舌红,苔黄腻,脉滑数。

97. 其诊断是

A. 狂证

B. 痫证

C. 急惊风

D. 抽动障碍

E. 注意力缺陷多动障碍

98. 其辨证是

A. 心脾两虚证

B. 气郁化火证

C. 阴虚风动证

D. 痰火内扰证

E. 肝肾阴虚证

99. 治疗应首选

A. 黄连温胆汤

B. 甘麦大枣汤

C. 杞菊地黄丸

D. 清肝达郁汤

E. 大定风珠

(100~102题共用题干)

患儿,女,足月新生儿。出生后24小时内出现黄疸,症见面目、周身皮肤发黄,颜色鲜明如橘皮,精神疲倦,不欲饮乳,大便秘结,小便短赤,舌红苔黄。

100. 其辨证是

A. 湿热郁蒸证

B. 气滞血瘀证

C. 寒湿阻滞证

D. 胎黄动风证

E. 胎黄虚脱证

101. 其治法是

A. 温中化湿退黄

B. 行气化瘀消积

C. 清热利湿退黄

D. 大补元气,温阳固脱

E. 平肝息风,利湿退黄

102. 治疗应首选的方剂是

A. 茵陈理中汤

B. 茵陈蒿汤

C. 血府逐瘀汤

D. 参附汤

E. 羚角钩藤汤

(103~105题共用题干)

患者,女,28岁。颈前左侧突然结块肿痛3天。患者2周前曾有上感发热史,目前已趋痊愈。3天前颈前左侧肿痛,日渐加重,伴咽干咽痛,进食吞咽正常,无乳蛾肿大,疼痛波及左耳后,肿块位于结喉左侧,边界不清,约2cm×3cm大小,触痛明显,皮色微红,可随吞咽上下移动,舌红,苔薄黄,脉浮数。

103. 其诊断是

A. 颈痈

B. 瘰疬

C. 瘰核

D. 瘿瘤

E. 疔腮

104. 其辨证是

A. 风热痰凝

B. 气滞痰凝

C. 气滞血瘀

D. 肝郁火旺

E. 火毒入血

105. 内治应首选的方剂是

A. 瓜蒌牛蒡汤

B. 消风散

C. 牛蒡解肌汤

D. 逍遥散

E. 五神汤

(106~108 题共用题干)

患者,男,52 岁。肛门旁肿痛 7 天,伴发热 3 天。症见发热,体温 38.0~38.7℃,口干心烦,大便困难。查体:截石位 10~12 点位,距肛缘3cm处有肿块,约3cm×2.5cm 大小,红肿高突,有明显波动感,舌红,苔黄,脉弦滑。

106. 其诊断是

A. 内痔

B. 肛裂

C. 肛瘘

D. 脱肛

E. 肛痈

107. 内治应首选的方剂是

A. 仙方活命饮

B. 黄连解毒汤

C. 透脓散

D. 萆薢渗湿汤

E. 龙胆泻肝汤

108. 手术治疗时应选用

A. 注射疗法

B. 切开疗法

C. 结扎疗法

D. 缝合疗法

E. 切除疗法

(109~111 题共用题干)

患者,女,25 岁。恶露持续已经 20 天,量多,色淡,质稀,无臭气,面色㿠白,神疲懒言,四肢无力,小腹空坠,舌淡,苔薄白,脉细弱。

109. 其诊断是

A. 产后血劳

B. 产后血晕

C. 产后恶露不绝

D. 崩漏

E. 产后血热

110. 其辨证是

A. 气虚证

B. 血瘀证

C. 血热证

D. 肝肾亏虚证

E. 外感邪毒证

111. 治疗应首选的方剂是

A. 归脾汤

B. 补中益气汤

C. 生化汤

D. 保阴煎

E. 失笑散

(112~114 题共用题干)

患者,女,24 岁。3 个月前行清宫术,术后反复小腹坠胀疼痛,喜热恶寒,得热痛缓,经行错后,量少,色暗,带下淋沥,小便频数,舌红,苔白腻,脉沉迟。

112. 其诊断是

A. 肾阳虚衰型盆腔炎

B. 气滞血瘀型盆腔炎

C. 血虚失荣型盆腔炎

D. 寒湿凝滞型盆腔炎

E. 湿热瘀结型盆腔炎

113. 其治法是

A. 清热除湿,活血化瘀止痛

B. 祛寒除湿,活血化瘀

C. 补血养营,和中止痛

D. 行气活血,化瘀止痛

E. 温肾阳,暖宫止痛

114. 首选应首选的方剂是

A. 清热调血汤

B. 当归芍药散

C. 温胞饮

D. 膈下逐瘀汤

E. 少腹逐瘀汤

D. 固真汤

E. 黄连解毒汤

(115~117题共用题干)

患儿,男,7岁。高热1周曾抽搐2次。经治疗1周后热减,但仍时有肢体拘挛或强直,大便干结。查体:体温37.5℃,面色潮红,手足心热,舌光无苔,舌绛少津,脉象细数。

115. 其诊断是

A. 急惊风,感受暑邪证

B. 急惊风,气营两燔证

C. 慢惊风,土虚木亢证

D. 慢惊风,阴虚风动证

E. 慢惊风,脾肾阳衰证

116. 其治法是

A. 育阴潜阳,滋肾养肝

B. 温运脾阳,扶土抑木

C. 清气凉营,息风开窍

D. 镇惊安神,平肝息风

E. 温补脾肾,回阳救逆

117. 治疗应首选的方剂是

A. 缓肝理脾汤

B. 清瘟败毒饮

C. 大定风珠

(118~120题共用题干)

患儿,女,5岁。尿频2天。症见:小便频数短赤,尿道灼热疼痛,尿液淋沥浑浊,小腹坠胀,腰部酸痛,发热,烦躁口渴,头痛,身痛,恶心呕吐,舌质红,苔黄腻,脉数有力。

118. 其辨证是

A. 脾肾气虚证

B. 湿热下注证

C. 肝经湿热证

D. 心肾失交证

E. 脾肺气虚证

119. 其治法是

A. 补脾益肺,固涩膀胱

B. 清热利湿,泻肝止遗

C. 清热利湿,通利膀胱

D. 温补脾肾,升提固摄

E. 清心滋肾,安神固脬

120. 治疗应首选的方剂是

A. 龙胆泻肝汤

B. 五苓散

C. 缩泉丸

D. 猪苓汤

E. 八正散

B1型题(121~150题)

答题说明

以下提供若干组考题,每组考题共用在考题前列出的A、B、C、D、E五个备选答案。请从中选择一个最佳答案。某个备选答案可能被选择一次、多次或不被选择。

A. 砭镰法

B. 切开法

C. 挑治法

D. 挂线法

E. 结扎法

B. 瘿痈

C. 石瘿

D. 肾岩翻花

E. 肉瘿

121. 适用于急性阳证疮疡的是

122. 适用于一切确已成脓者的是

A. 失荣

123. 甲状腺肿物坚硬如石,高低不平,推之不移。属于

124. 甲状腺肿物表面光滑,可随吞咽上下移动,按之不痛,生长缓慢。属于

A. 六味地黄丸

B. 当归地黄饮

C. 小营煎

D. 八珍汤

E. 大补元煎

125. 治疗月经过少肾虚证,应首选的方剂是

126. 治疗月经过少血虚证,应首选的方剂是

A. 育阴潜阳,平肝息风

B. 健脾理气,温中行水

C. 健脾利湿,平肝潜阳

D. 理气行滞,健脾化湿

E. 疏肝扶脾,理气行滞

127. 妊娠数月,先由脚肿,渐及于腿,皮色不变,随按随起,头晕胸闷。治宜

128. 妊娠后期,面浮肢肿,胸闷心烦,头晕目眩,倦息嗜卧。治宜

A. 咳嗽不爽,痰黄黏稠,不易咯出

B. 干咳无痰,口渴咽干,喉痒声嘶

C. 咳嗽频作,咽痒咽痛,痰白清稀

D. 咳嗽痰多,色黄黏稠,难以咯出

E. 咳声重浊,痰多壅盛,色白清稀

129. 阴虚咳嗽的证候特点是

130. 痰湿咳嗽的证候特点是

A. 桂枝甘草龙骨牡蛎汤

B. 银翘散

C. 葛根芩连汤

D. 炙甘草汤合生脉散

E. 瓜蒌薤白半夏汤合失笑散

131. 病毒性心肌炎气阴两虚证治疗首选方是

132. 病毒性心肌炎心阳虚弱证治疗首选方是

A. 疳疮(硬下疳)

B. 杨梅疮

C. 横痃

D. 小儿遗毒(胎传梅毒)

E. 杨梅结毒

133. 二期梅毒的主要表现为

134. 三期梅毒的主要表现为

A. 苍附导痰丸合桂枝茯苓丸

B. 补肾祛瘀方

C. 大黄䗪虫丸

D. 香棱丸

E. 大黄牡丹汤

135. 治疗癥瘕痰湿瘀结证,应首选的方剂是

136. 治疗癥瘕湿热瘀阻证,应首选的方剂是

A. 多汗夜惊,烦躁,发稀枕秃,囟门开大

B. 头部多汗,夜惊,囟门迟闭,出牙延迟

C. 微有汗出,X 形腿,鸡胸、龟背明显

D. 头部多汗,夜啼不宁,易惊多惕

E. 多汗,夜惊,烦躁,X 形腿

137. 佝偻病脾虚肝旺证多见

138. 佝偻病肺脾气虚证多见

A. 5% 碘酒

B. 紫金锭磨水外涂

C. 肥皂水

D. 1∶8000 ~ 1∶5000 高锰酸钾溶液

E. 1∶10 聚维酮碘溶液

139. 桑毛虫皮炎的外治,应选用

140. 蜂螫皮炎的外治,应选用

A. Ⅰ 度

B. Ⅱ 度

C. Ⅲ 度

D. Ⅳ 度

E. Ⅴ 度

141. 直肠及部分乙状结肠脱出长达 10cm 以上,呈圆柱形,触之很厚,肛门松弛无力。其脱肛的临床分度是

142. 直肠黏膜脱出,脱出物淡红色,长 3 ~ 5cm,触之柔软,无弹性,不易出血,便后可自行回纳。其脱肛的临床分度是

A. 大定风珠

B. 天麻钩藤饮

C. 羚角钩藤汤

D. 杞菊地黄丸

E. 半夏白术天麻汤

143. 子晕阴虚肝旺证首选的方剂为

144. 子晕脾虚肝旺证首选的方剂为

    A. 血虚证

    B. 痰湿证

    C. 血瘀证

    D. 肾虚证

    E. 气滞证

145. 不属于月经后期常见证候的是

146. 不属于月经过少常见证候的是

    A. 肺常不足

    B. 脾常不足

    C. 心常有余

    D. 肝常有余

    E. 肾常虚

147. 小儿可见解颅、五迟、五软等先天禀赋不足之病,主要责之于

148. 小儿易患疳证、泄泻,主要责之于

    A. 面色少华,精神尚好

    B. 脘腹胀满,舌苔厚腻

    C. 形体消瘦,精神萎靡

    D. 腹痛拒按,嗳气泛酸

    E. 神疲肢倦,大便不调

149. 积滞的主要症状有不思乳食,伴见

150. 疳证的主要症状有不思乳食,伴见

参考答案

第一单元

1. D	2. B	3. B	4. E	5. B	6. B
7. E	8. C	9. D	10. E	11. D	12. D
13. B	14. A	15. C	16. E	17. A	18. B
19. E	20. D	21. D	22. D	23. B	24. C
25. E	26. E	27. D	28. C	29. C	30. D
31. E	32. B	33. B	34. D	35. D	36. D
37. D	38. D	39. C	40. B	41. B	42. A
43. A	44. D	45. E	46. C	47. D	48. C
49. B	50. C	51. D	52. D	53. C	54. E
55. A	56. A	57. B	58. C	59. C	60. A
61. B	62. C	63. D	64. B	65. C	66. C
67. D	68. B	69. E	70. A	71. E	72. B
73. D	74. B	75. E	76. D	77. A	78. D
79. B	80. E	81. E	82. C	83. D	84. E

85. A	86. D	87. E	88. D	89. B	90. A
91. A	92. B	93. A	94. C	95. D	96. A
97. A	98. D	99. E	100. B	101. C	
102. D	103. A	104. D	105. C	106. D	
107. B	108. D	109. A	110. B	111. C	
112. D	113. A	114. C	115. A	116. D	
117. B	118. C	119. A	120. E	121. C	
122. C	123. A	124. D	125. B	126. C	
127. A	128. C	129. C	130. A	131. B	
132. C	133. D	134. A	135. C	136. A	
137. C	138. D	139. D	140. E	141. B	
142. C	143. A	144. A	145. A	146. B	
147. A	148. E	149. B	150. E		

第二单元

1. A	2. C	3. C	4. A	5. B	6. C
7. C	8. E	9. E	10. C	11. A	12. C
13. D	14. C	15. D	16. C	17. D	18. D
19. D	20. C	21. A	22. D	23. A	24. D
25. B	26. A	27. E	28. C	29. B	30. A
31. E	32. C	33. A	34. D	35. C	36. E
37. B	38. D	39. D	40. E	41. D	42. A
43. C	44. B	45. B	46. C	47. B	48. B
49. C	50. D	51. D	52. C	53. D	54. B
55. D	56. E	57. B	58. B	59. A	60. D
61. E	62. D	63. C	64. C	65. A	66. B
67. B	68. C	69. B	70. B	71. B	72. A
73. B	74. C	75. A	76. C	77. A	78. B
79. B	80. A	81. A	82. B	83. A	84. C

85. C	86. A	87. E	88. E	89. D	90. A
91. A	92. C	93. C	94. D	95. A	96. C
97. D	98. B	99. D	100. D	101. D	
102. D	103. C	104. C	105. D	106. A	
107. E	108. C	109. B	110. E	111. C	
112. C	113. A	114. C	115. D	116. A	
117. A	118. E	119. C	120. C	121. B	
122. A	123. B	124. C	125. C	126. A	
127. A	128. C	129. D	130. C	131. D	
132. E	133. B	134. A	135. D	136. B	
137. A	138. C	139. D	140. A	141. A	
142. B	143. C	144. D	145. B	146. E	
147. C	148. A	149. A	150. D		

第 三 单 元

1. B	2. C	3. B	4. B	5. D	6. E
7. D	8. A	9. A	10. E	11. D	12. A
13. B	14. E	15. B	16. B	17. C	18. A
19. D	20. D	21. C	22. E	23. B	24. E
25. D	26. C	27. D	28. A	29. D	30. B
31. A	32. A	33. C	34. E	35. A	36. A
37. D	38. B	39. D	40. E	41. B	42. A
43. E	44. E	45. E	46. A	47. A	48. B
49. E	50. A	51. A	52. D	53. B	54. A
55. C	56. C	57. C	58. C	59. D	60. C
61. E	62. A	63. B	64. A	65. D	66. B
67. C	68. C	69. B	70. E	71. B	72. B
73. A	74. C	75. C	76. C	77. B	78. E
79. B	80. A	81. C	82. D	83. A	84. B

85. D	86. C	87. D	88. C	89. C	90. A
91. C	92. B	93. A	94. D	95. B	96. A
97. D	98. E	99. B	100. A	101. B	
102. D	103. E	104. C	105. D	106. C	
107. C	108. B	109. B	110. D	111. B	
112. B	113. E	114. E	115. A	116. E	
117. D	118. A	119. E	120. E	121. E	
122. B	123. B	124. C	125. D	126. D	
127. B	128. D	129. B	130. A	131. C	
132. D	133. B	134. C	135. A	136. C	
137. A	138. D	139. E	140. A	141. C	
142. E	143. D	144. B	145. E	146. A	
147. D	148. C	149. B	150. A		

第 四 单 元

1. D	2. B	3. B	4. B	5. C	6. C
7. E	8. C	9. B	10. C	11. B	12. A
13. E	14. C	15. D	16. D	17. C	18. B
19. C	20. B	21. C	22. C	23. D	24. C
25. B	26. A	27. C	28. D	29. C	30. C
31. A	32. C	33. D	34. B	35. B	36. A
37. E	38. B	39. E	40. C	41. D	42. C
43. E	44. B	45. B	46. A	47. B	48. B
49. C	50. C	51. D	52. B	53. D	54. B
55. D	56. E	57. D	58. E	59. B	60. C
61. D	62. C	63. D	64. B	65. B	66. C
67. D	68. D	69. C	70. D	71. B	72. E
73. B	74. A	75. A	76. B	77. C	78. B
79. B	80. A	81. A	82. B	83. B	84. D

85. D	86. A	87. A	88. B	89. E	90. E
91. C	92. A	93. E	94. E	95. C	96. B
97. E	98. D	99. A	100. A	101. C	
102. B	103. D	104. A	105. C	106. E	
107. C	108. B	109. C	110. A	111. B	
112. D	113. B	114. E	115. D	116. A	
117. C	118. B	119. C	120. E	121. A	
122. B	123. C	124. C	125. B	126. C	
127. D	128. C	129. B	130. E	131. D	
132. A	133. B	134. C	135. A	136. E	
137. D	138. A	139. A	140. B	141. C	
142. A	143. D	144. E	145. C	146. E	
147. E	148. B	149. B	150. C		